zéro culpabilité

Catalogage avant publication de Bibliothèque et Archives nationales du Québec et Bibliothèque et Archives Canada

Titre : Zéro culpabilité / Marie-Josée Rainville.

Noms : Rainville, Marie-Josée, auteur. | Rainville, Marie-Josée. Tourner le dos à la culture des régimes.

Description : L'ouvrage complet comprendra 3 volumes. | Sommaire incomplet : 1. Tourner le dos à la culture des régimes.

Identifiants : Canadiana (livre imprimé) 20230076823 | Canadiana (livre numérique) 20230076831 | ISBN 9782897924812 (vol. 1) | ISBN 9782897924829 (PDF : vol. 1) | ISBN 9782897924836 (EPUB : vol. 1)

Vedettes-matière : RVM : Alimentation—Aspect psychologique. | RVM : Régimes amaigrissants. | RVM : Poids corporel. | RVM : Habitudes alimentaires.

Classification : LCC RA784.R35 2024 | CDD 613.2—dc23

Édition et direction littéraire : Chloé Poitras

Révision linguistique : Stéphanie Phaneuf

Correction d'épreuves : Élaine Parisien

Graphisme intérieur : Ateliers Prêt-Presse

Maquette de la couverture : Éliane Champagne

Dépôt légal
Bibliothèque et Archives Canada
Bibliothèque et Archives nationales du Québec
Bibliothèque nationale de France
1er trimestre 2024

Imprimé au Canada

Financé par le gouvernement du Canada | Canada

Gouvernement du Québec — Programme de crédit d'impôt pour l'édition de livres — Gestion SODEC.

ASSOCIATION NATIONALE DES ÉDITEURS DE LIVRES

Membre de l'Association nationale des éditeurs de livres (ANEL)

Marie-Josée Rainville, diététiste-nutritionniste

zéro *culpabilité*

Tourner le dos à la culture des régimes

DE MORTAGNE

Préface

JE NE VEUX RIEN SAVOIR

Je n'ai aucune idée de combien je pèse.

Je n'ai résolument aucune notion du nombre de livres attachées à ma charpente et chaque fois que je me suis aventurée à spéculer sur cette chose qui ne m'intéresse plus, il manquait l'équivalent de sept dictionnaires et une gerbille à mon estimation (super). Aujourd'hui, quand ce fameux nombre m'est communiqué bien malgré moi, j'arrive en général à l'accueillir comme une donnée, comme la couleur de mes cheveux ou le nombre de cuisines dans la villa de Lionel Richie. Ce serait toutefois mentir que d'affirmer que ça ne me met pas hors de moi.

Bon, alors.

Cette femme ne s'emporte pas quand on lui murmure une mesure, mais dès que je visite mon médecin pour un examen de routine, je finis par monter sur la balance. Bien que j'aie ma petite idée sur les raisons de cet examen (ON FAIT ÇA DEPUIS TOUJOURS, MADAME), je ne saisis pas pourquoi, à moins que je n'émette une inquiétude sur une perte de poids soudaine ou un changement corporel qui me fait craindre pour ma santé, on tient tant à savoir combien je pèse.

J'ai le bonheur d'avoir un médecin de famille. Mais j'ai aussi le bonheur qu'il s'agisse de résident.e.s en médecine (en charpenterie, ça serait plus surprenant) qui se succèdent tous les deux ans. Alors à chacune de mes visites, quand je suis formidablement assidue et que j'arrive à mettre bonnet et crémone pour aller faire mon bilan de santé, j'ai affaire à une toute nouvelle personne. Avec de toutes nouvelles valeurs. Des allégeances. Des principes. Des souvenirs de voyages dans le Maine. Des *a priori*. Une personne qui, bien que logiquement acoquinée avec la science, les faits, les études, et qu'on espère curieuse de profession, peut loger à une enseigne complètement différente de ses prédécesseures, en matière de grossophobie.

Évidemment, tout le monde veut mon bien.

Mais, quand je demande à ne pas être pesée, ce que toute personne est en droit d'exiger, alors que, de surcroît, je corresponds aux standards que récompensent les boutiques qui préfèrent les minces, on accueille souvent ma requête comme un caprice et me répond avec détachement qu'il ne s'agit là que d'une simple donnée. Que c'est important pour mon dossier (mon fameux dossier de personne aux pieds plats allergique au pollen). On m'a d'ailleurs dit, et c'était là une belle trouvaille, que je n'avais qu'à détourner la tête, avec promesse de ne pas me communiquer le résultat, me balayant ensuite du regard, du menton au pelvis, en s'interrogeant sur ce qui peut donc bien me faire peur de même.

Eh bien ce qui me fait peur, docteur.e, premièrement, c'est un peu vous, avec votre étrange passion à propos de combien cette fille pèse. Les oiseaux ou la danse équestre, ça ne vous intéressait pas? MONTEZ SUR LA BALANCE. Imparable *people pleaser*, les dernières fois, j'ai obtempéré (je m'en mords encore les doigts), fixant la poubelle pendant que l'autre déplaçait les petits blocs de métal avec la lenteur d'un orfèvre, parce que, vous savez, il est impératif que cette femme soit pesée au milligramme près.

À chacune de mes pesées, j'ai fini par connaître mon poids, inscrit très bien clairement sur la feuille bien en évidence devant moi sans intention aucune de me préserver de cette information-là. J'ai beau ne pas vouloir la voir, mes yeux ont le chic de repérer les chiffres maudits avec le calme déroutant de Glenn Close dans *Fatal Attraction.*

Vous voyez, vous avez un « poids santé ».

Je me sais immensément choyée de ne pas avoir à vivre les humiliations que mes ami.e.s gros.ses subissent à chaque visite médicale dont le souci initial n'a souvent rien à voir avec leur poids.

Mais, dès que vous me parlez de mon poids, de mon apparence ou de la splendeur de mon enveloppe de cuir, vous mettez la hache dans vingt-cinq années de travail pour me dissocier de ce calvaire de chiffre. Pour accueillir les fluctuations de mon poids avec un haussement d'épaules. Pour manger du gâteau à la fête de Geneviève. Pour souper quand j'ai faim. Arrêter quand j'ai plus faim. Ne jamais regretter cette empanada. Cesser de me tourner sur le côté en essayant de nouvelles culottes, en me faisant croire que c'est pour admirer la coupe de dos, alors que je sais très bien que c'est pour vérifier si je suis encore mince.

Je ne veux pas savoir combien je pèse.

Par contre, je serais curieuse de peser ma sacoche, docteur.e; j'ai souvent l'impression de traîner trop d'affaires. Ah là, LÀ, me semble qu'on toucherait quelque chose. La santé de ma colonne ou les bienfaits pour ma densité osseuse de trimballer ma collection entière de « comtesse de Ségur » où que j'aille. Me semble que là, on parlerait de science. On apprendrait quelque chose.

Et ça nous ferait un sujet de conversation pendant le test Pap qui suivrait.

Catherine Ethier, autrice

P.-S. tendresse : je devrais peut-être remplacer mes « comtesse de Ségur » par ce formidable ouvrage de ma belle amie Marie-Josée (vous avez beaucoup de goût). J'ai l'impression qu'une couple de personnes bénéficieraient de toute sa bienveillance. De ses lumières. Son affranchissement. Et d'un peu d'éducation, aussi.

À Luc, Charlotte et Marius,
mes trois mangeurs intuitifs préférés.

À Claude, Paulette,
Dominique, Jeannine et Denis,
pour leur amour inconditionnel.

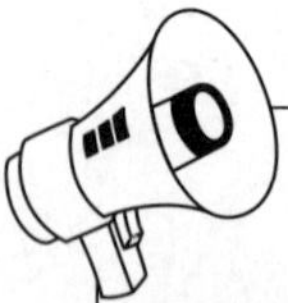

Mises en garde

Ce livre emploie des mots liés à la culture des régimes et à la stigmatisation liée au poids, dans le seul but d'illustrer des exemples ou d'expliquer des mécanismes. Ces mots ne sont jamais utilisés dans l'optique de vous amener à suivre un régime, ce qui serait contraire à l'objectif premier de l'autrice : vous aider à faire la paix avec votre corps et avec les aliments. Si certains sujets sont pour vous des déclencheurs de pensées et comportements restrictifs ou culpabilisants, respectez vos limites.

Ce livre ne remplace pas les conseils médicaux et ne constitue pas un traitement pour les troubles alimentaires. Il est recommandé de consulter un.e ou des professionnel.le.s de la santé compétent.e.s au besoin.

Table des matières

Introduction

MOT DE L'AUTRICE

J'ai fait mon premier régime à l'âge de treize ans.

C'est resté gravé dans ma mémoire. Nous avions une journée pédagogique et j'avais décidé que, pour devenir plus mince, je devais boire beaucoup d'eau. J'avais lu ce « super » conseil dans une revue pour adolescentes, ça devait donc être une bonne idée. Ainsi, je suis partie à l'école ce matin-là avec mon immense verre en plastique, me promettant de le remplir au moins dix fois. Je ne me rappelle pas si j'ai atteint mon objectif, mais je me souviens d'avoir passé mon temps entre le gymnase et les toilettes et d'y avoir pensé toute la journée.

Première tentative d'amaigrissement. Premier avant-goût du « prix à payer » qui vient avec un régime.

Ce prix à payer ne m'était pas inconnu, puisque j'ai grandi dans une famille où tous les adultes voulaient perdre du poids et mettaient en place différentes stratégies (toutes plus infructueuses les unes que les autres) pour y parvenir. Mes parents, mes tantes, mes oncles, mes grands-parents : tout le monde parlait de son poids et de celui des autres. Et même si j'ai eu la chance qu'on ne m'impose pas un régime durant mon enfance, à l'adolescence, j'avais déjà intériorisé les idées et croyances véhiculées par la culture des régimes, dont voici les principales[1] :

- Il faut toujours viser à atteindre une meilleure version de soi-même, c'est-à-dire une version plus mince.
- Les régimes fonctionnent. Si on vit un échec, c'est notre faute.
- Si on veut, on peut. Ce n'est qu'une question d'effort et de volonté.
- Avoir un corps mince, c'est bien ; avoir un corps gros, c'est mal.
- Être au régime ou « surveiller son alimentation » est encouragé, valorisé.
- On est une « bonne » personne si on « fait attention » et, inversement, on devrait avoir honte de se « laisser aller ».
- Osciller entre des périodes de contrôle et de perte de contrôle est un combat quotidien normal. Il faut juste se reprendre en main quand on a fait des excès.
- Il existe de bons et de mauvais aliments. Pour maigrir (ou pour être en santé), il faut se restreindre et limiter les mauvais aliments.
- Maigrir est facile : il suffit de manger moins et de bouger plus.
- La minceur est synonyme de santé et de succès.

1. Tirées des sites Internet suivants : Centre canadien pour la diversité et l'inclusion, Université du Michigan, Center for Change.

Je suis donc tombée rapidement dans le cercle vicieux des régimes[2], cercle de souffrance et de culpabilité.

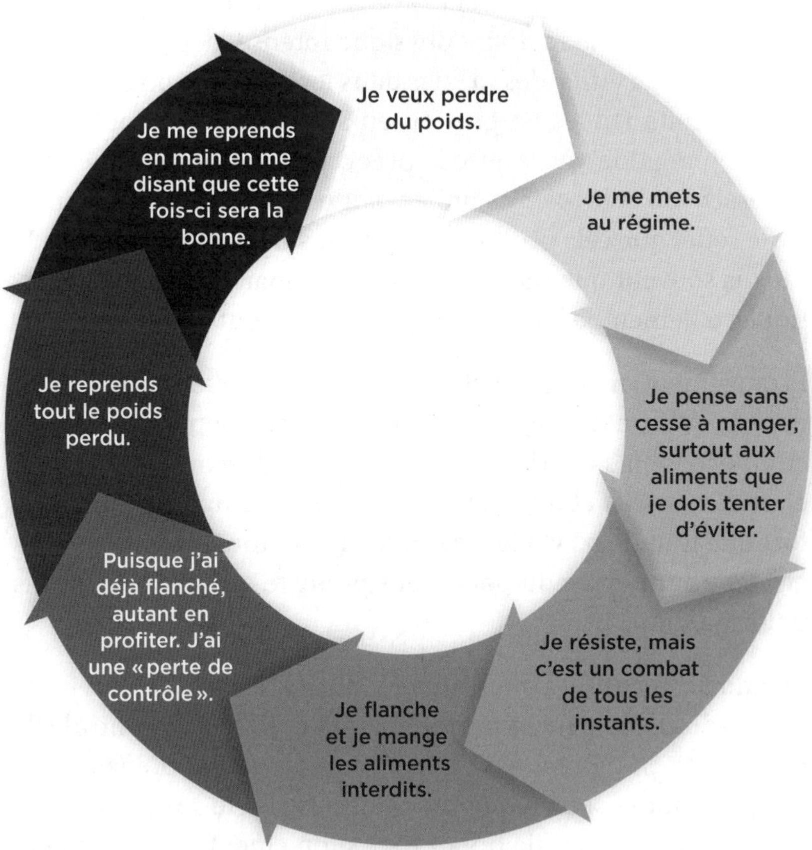

2. Traduit et inspiré de GOODRICK, Ken G., et FOREYT, John P. « Why treatments for obesity don't last », *Journal of the American Dietetic Association*, vol. 91, nº 10, 1991, p. 1243-1247.

L'escalade de la restriction était inévitable et j'ai tout essayé : des régimes nécessitant des calculs de points, de kilocalories[3] et de macronutriments, des périodes de jeûne, des combinaisons alimentaires (pas de féculents avec des gras, pas de fruits avec un repas, etc.), de l'activité physique intense, des protéines en poudre, des laxatifs, des razzias dans les épiceries pour trouver des produits faibles en gras ou en sucre... parfois tout ça en même temps ! Je vivais avec la préoccupation omniprésente et obsessive de contrôler ce qui entrait (ou pas) dans ma bouche et de l'effet que cela produirait (ou pas) sur le pèse-personne. Je me dis souvent que j'aurais pu faire une maîtrise en mathématiques tellement je passais mes journées à tout compter !

Étrangement, malgré le fait que toute ma famille baignait aussi dans la culture des régimes, je leur ai caché la plupart de mes comportements restrictifs. Je savais au fond de moi que ceux-ci étaient excessifs et malsains, mais le désir de maigrir était plus fort que tout. Je ne voulais pas que mon entourage entrave mes efforts pour perdre du poids sous prétexte que c'était mauvais pour ma santé.

Quand je repense à mes années d'adolescence et de vie de jeune adulte, j'ai peu de souvenirs, sauf ceux liés au contrôle de mon poids en montagnes russes. Mon obsession prenait toute la place, tant et si bien que je n'avais pas la tête à me consacrer à mes études. L'énergie n'était tout simplement pas au rendez-vous. C'est durant cette période que j'ai abandonné le secondaire, puis mes études collégiales.

---

3. Dans le langage courant, le terme « calories » est souvent utilisé pour désigner l'énergie fournie par les aliments ou dépensée par le corps. Il s'agit d'une mauvaise utilisation du terme. On devrait plutôt parler de kilocalories (1000 calories). La calorie étant une mesure infiniment petite d'énergie, les chiffres se rattachant aux aliments et au métabolisme seraient beaucoup trop grands. Pour simplifier le texte, l'abréviation kcals sera priorisée dans ce livre.

J'ai même cessé d'avoir mes règles pendant près d'un an et, malgré la panoplie de professionnel.le.s de la santé consulté.e.s, personne n'a pensé me questionner sur mes comportements alimentaires et mon niveau d'activité physique. Mon corps ne cadrait pas avec l'image stéréotypée qu'on se fait d'une personne vivant avec des troubles alimentaires[4].

Jusqu'au jour où, lors d'un cours universitaire dans le cadre de mon baccalauréat en psychologie, le sujet a été abordé…

Vous dire mon état de choc quand j'ai compris que j'avais, depuis des années, une relation malsaine avec les aliments ! À mes yeux, les personnes aux prises avec ces troubles correspondaient à un profil bien particulier auquel je ne m'identifiais pas du tout. C'est d'ailleurs souvent le cas pour la plupart de mes client.e.s, qui ont attendu longtemps avant d'aller chercher de l'aide.

Personne n'est à l'abri.

Le chemin parcouru pour m'en sortir a été long et pénible, principalement parce que je n'avais pas le soutien et les connaissances que j'ai aujourd'hui. Ça m'aura pris un baccalauréat en psychologie et un autre en nutrition, puis des centaines d'heures de formation, pour me sentir enfin bien dans ma tête et dans mon corps.

J'ai réalisé mes plus grands accomplissements lorsque j'ai laissé aller le désir d'avoir un corps plus mince. C'est en concentrant mon énergie et ma détermination ailleurs que je me suis épanouie.

---

4. Le terme « troubles de conduite alimentaire » est officiellement utilisé dans la 5e édition du *Manuel diagnostique et statistique des troubles mentaux* (*DSM-5*). Néanmoins, par souci de simplicité, et puisqu'il est plus courant, le terme « troubles alimentaires » a été privilégié dans ce livre.

Ce livre, je l'ai écrit avec le profond désir de vous aider à soigner la relation que vous entretenez avec votre corps et la nourriture, dans l'espoir qu'il permette au plus grand nombre de personnes possible de se libérer d'un combat perdu d'avance et de goûter à la sérénité alimentaire.

À QUI S'ADRESSE CE LIVRE ET COMMENT L'UTILISER?

Si vous mangez, ce livre est pour vous.

Tout le monde gagne à mieux comprendre les effets de la culture des régimes sur son bien-être et à se libérer de la culpabilité. Je connais très peu de gens chez qui les aliments n'ont pas le moindre effet culpabilisant. Écoutez votre entourage parler: beaucoup vont admettre ne pas acheter au moins un aliment «dangereux» parce qu'ils n'arrivent pas à se contrôler quand celui-ci entre dans la maison. Plusieurs pensent aussi que c'est normal de se priver et d'essayer de manger le moins possible (quantité) et le moins souvent possible (fréquence).

Imaginez comment la vie serait agréable si ça se passait ainsi:

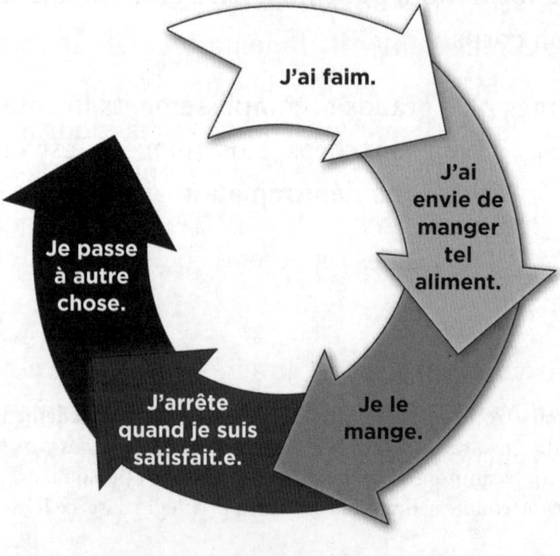

Pas plus compliqué que ça.

Bien sûr, **le travail et la démarche ne seront pas exactement les mêmes** pour quelqu'un qui a une relation relativement simple avec la nourriture que pour quelqu'un qui a fait des régimes toute sa vie, **mais les bases de la réconciliation sont les mêmes pour tous et toutes**.

Ce livre vous propose des exemples réflexifs, des témoignages et des exercices pratiques pour cheminer vers la sérénité et vous libérer des régimes. Je vous suggère de noter dans un cahier vos réflexions et vos observations tout au long de votre lecture.

Certaines des informations présentées viendront probablement ébranler vos certitudes et susciteront des remises en question. Vous ressentirez peut-être de la tristesse en constatant le temps perdu à vous soucier de votre poids, voire de la colère en prenant conscience des dommages causés par la restriction.

C'est normal.

Au fil des chapitres, je vous aiderai à comprendre comment les régimes et les méthodes amaigrissantes vous amènent à adopter des comportements alimentaires malsains et à ressentir un sentiment d'échec et de découragement, minant votre bien-être au quotidien. Vous découvrirez pourquoi, malgré tous vos efforts, plus vous essayez de « prendre le contrôle », plus vous avez l'impression de le perdre, et pourquoi, année après année, les tentatives répétées de perte de poids ont plutôt eu l'effet inverse.

Il y a vingt-cinq ans, j'aurais aimé avoir ce livre à ma portée. J'aurais voulu que quelqu'un me dise : « Tu n'es pas seule. Tu n'as pas à avoir honte. Tu n'es pas brisée. C'est possible d'aller mieux. »

Alors, c'est ce que je vous dis: « Vous n'êtes pas seul.e. Vous n'êtes pas brisé.e. Vous n'avez pas à avoir honte de votre corps ou de vos comportements. »

C'est possible d'aller mieux, et la première étape pour y arriver est de tourner le dos à la culture des régimes pour faire la paix avec votre corps et votre assiette.

Ce livre, je l'espère, servira autant de bouclier que de baume pour vous aider à ne pas tomber (ou retomber) dans cette culture.

Suivez-moi dans cette aventure et vous verrez que ça en vaut le coup.

Je vous le promets !

Chapitre 1

UNE CULTURE QUI FAIT MAL

Pensées et croyances observées chez les personnes entretenant une relation malsaine avec les aliments et leur corps

« Je vis un sentiment d'échec chaque fois que je triche. »

« Je me sens coupable et j'ai honte de ce que je viens de manger. »

« J'ai l'impression que les aliments contrôlent ma vie. »

« Peu importe ce que j'essaie, ça ne fonctionne jamais. Je finis toujours par flancher. »

« Je suis obsédé.e par les aliments et par mon poids. »

« Ça me décourage de dépenser autant d'argent pour maigrir et de me retrouver au même point. »

« Je suis mal dans ma peau, je veux juste me sentir mieux. »

« Je vais devoir faire attention à ce que je mange toute ma vie. »

«Je veux perdre du poids pour enfin m'aimer.»

«Maigrir, c'est facile. Il suffit de manger moins, de bouger plus. C'est juste une question de volonté.»

«Je sais ce qu'il faut faire, mais je n'y arrive pas. Je finis toujours par perdre le contrôle.»

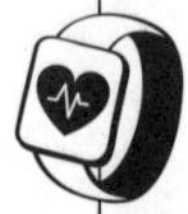

«Je dois perdre du poids pour être en santé.»

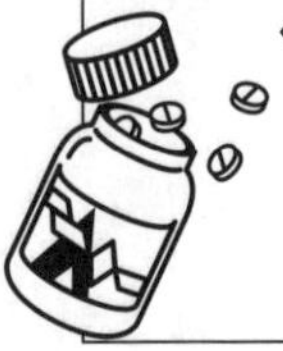

«J'ai tout essayé, mais je reprends toujours le poids perdu.»

ÊTRE AU RÉGIME, ÇA VEUT DIRE QUOI?

Avant toute chose, il est important de savoir que, lorsque le mot «régime» est utilisé dans ce livre, il **fait référence à toute forme de contrôle de son alimentation dans le but d'influencer son poids**. Même le fameux «je fais juste attention de manger plus santé» tombe là-dedans.

Donc, si vous vous surprenez à poser une ou plusieurs des actions suivantes, vous êtes au régime (peut-être même sans le savoir):

- Classifier les aliments (bons ou mauvais, santé ou pas, engraissants ou non, permis ou interdits).
- Faire de l'activité physique dans le but de perdre du poids ou de modifier votre corps.
- Calculer ce que vous mangez (kcals, points, macronutriments, portions, proportions, etc.).
- Peser ou mesurer vos aliments.
- Éviter des situations dans lesquelles vous ne «contrôlez» pas ce que vous allez manger.

- Faire « attention » et éviter certains types d'aliments.
- Vous fier à des guides externes (personnes, livres, tendances, etc.) pour savoir QUAND, QUOI et COMBIEN manger.
- Faire des bilans quotidiens de votre alimentation.
- Vous sentir coupable quand vous ne mangez pas comme vous le « devriez ».
- Bannir des groupes d'aliments, des combinaisons d'aliments, des macronutriments, etc.
- Prévoir des journées de « triche ».
- Adopter un style de vie dans le cadre duquel certains aliments sont interdits.
- Réaliser des détox, des jeûnes, des cures, des défis (tant de jours sans ceci ou sans cela).
- Bouger pour « mériter » de manger.

La culture des régimes est sournoise et elle évolue constamment pour nous faire croire qu'elle veut notre bien. Puisque l'efficacité des régimes est remise en question, ces derniers revêtent souvent des allures de style de vie ou se cachent sous des prétextes vertueux, vantant les bienfaits tantôt d'un rééquilibrage alimentaire, tantôt d'une alimentation anti-ceci ou anti-cela, etc. La tendance à prescrire à outrance des médicaments pour la perte de poids est un autre exemple de cette philosophie malsaine.

Peu importe l'appellation, on nous laisse miroiter une recette miraculeuse qui nous permettra enfin de trouver LA solution pour modifier nos comportements alimentaires et perdre du poids.

De plus, c'est cette même culture qui nous incite à croire :

- qu'être une personne mince, c'est « plus santé » ;
- que maigrir n'est qu'une question de volonté ;
- qu'avec assez d'efforts, on peut modifier notre corps ;
- que c'est normal de ne pas aimer son corps et de vouloir le transformer ;
- que le modèle de beauté unique qui nous est présenté devrait être l'objectif ultime pour tout le monde ;
- qu'être une personne grosse, c'est mal.

Tout au long du livre, l'utilisation d'expressions telles que « gros.se », « large », « poids plus élevé » est faite dans la bienveillance et sans jugement. Je comprends toutefois que ces mots puissent être associés, pour certain.e.s, à des expériences et à des souvenirs douloureux.

Plusieurs activistes dénonçant la stigmatisation liée au poids se réapproprient l'emploi du mot « gros.se ». En effet, son étymologie nous indique qu'il s'agit d'un adjectif neutre. On dit : « Ce bol est plus gros que celui-ci » ou « Ce feutre est plus gros que ce stylo ». C'est la culture des régimes qui lui a attribué une valeur morale lorsqu'il qualifie des corps. Un corps gros n'a pas moins de valeur ou n'est pas moins beau qu'un corps mince.

Je choisis volontairement de ne pas utiliser les mots « surpoids » ou « obésité » (sauf si je fais directement référence à un texte ou à un concept médical), car ils sont souvent associés à des préjugés grossophobes.

D'une part, le mot « surpoids » sous-entend qu'il existe un poids idéal et qu'au-delà de celui-ci, il faudrait chercher à rectifier le tir. D'autre part, le mot « obésité » médicalise automatiquement un corps plus gros, en supposant que la minceur est synonyme de santé et un poids plus élevé, de maladie. De plus, les critères de classification du surpoids et de l'obésité reposent sur l'indice de masse corporelle (IMC), un outil controversé qui ne fait pas l'unanimité.

Pendant mes études en nutrition et lorsque j'ai commencé ma pratique, on parlait très peu de notre relation avec les aliments. Les approches enseignées étaient traditionnelles et axées sur la prévention ou le traitement des différentes pathologies. Plusieurs interventions s'inscrivaient uniquement dans une perspective de poids et, malheureusement, étaient nourries par la culture des régimes. Or, encourager une saine relation avec les aliments et avec son corps ne fait pas partie des objectifs (ni des résultats) de celles-ci. Au contraire.

Les études démontrent qu'il n'existe pas de méthode sécuritaire et efficace qui permette le maintien d'une perte de poids volontaire à long terme.

La preuve, c'est qu'entre 80 %[5] et 94 %[6] des personnes qui ont perdu du poids vont finir par le reprendre après deux ans ou plus, tandis qu'un à deux tiers[7] d'entre elles vont non seulement retrouver leur poids d'origine, mais gagner quelques kilos en PLUS (nous verrons ensemble les mécanismes derrière cette

---

5. AYYAD, C., et ANDERSEN, T. « Long-term efficacy of dietary treatment of obesity : A systematic review of studies published between 1931 and 1999 », *Obesity reviews*, vol. 1, n° 2, 2020, p. 113-119.
6. SARLIO-LÄHTEENKORVA, Sirpa, RISSANEN, Aila, et KAPRIO, Jaakko. « A descriptive study of weight loss maintenance : 6 and 15 year follow-up of initially overweight adults », *International Journal of Obesity and Related Metabolic Disorders*, vol. 24, n° 1, 2000, p. 116-125.
7. AYYAD, C., et ANDERSEN, T. *Op. cit.*

reprise du poids plus loin dans le livre). C'est ce qu'on appelle l'« effet yoyo ». Cette fluctuation sur le pèse-personne n'est pas banale et elle présente d'importants risques pour la santé, indépendamment du poids. On peut donc douter de l'efficacité de la gestion du poids dans le but d'améliorer sa santé.

Au début de ma carrière, j'ai travaillé dans un centre spécialisé en diabète et en cardiologie. J'essayais tant bien que mal d'aider mes patient.e.s à améliorer leur santé en leur proposant des stratégies pour « contrôler » leur alimentation. Semaine après semaine, ces gens revenaient penauds parce qu'ils n'avaient pas réussi à suivre mes recommandations. Je savais pourtant que ça n'avait jamais fonctionné pour moi, mais je persistais.

C'est à cette époque que je me suis intéressée au concept de la restriction et de ses effets sur les comportements alimentaires. Comme plusieurs, je croyais que la restriction faisait uniquement référence à l'interdiction de manger certains types ou une certaine quantité d'aliments. Puis, j'ai découvert qu'il existait deux types de restrictions: la restriction calorique et la restriction cognitive.

On parle de **restriction calorique** lorsqu'on consomme une quantité insuffisante de nourriture pour répondre à nos besoins vitaux. Si vous avez déjà fait un régime ou entrepris de perdre du poids, vous vous êtes retrouvé.e en situation de restriction calorique. C'est le principe de base de toutes les méthodes amaigrissantes: manger moins que ce dont notre corps a besoin dans le but de le forcer à puiser dans ses réserves pour maigrir.

On parle de **restriction cognitive** lorsque nos pensées, nos comportements et nos croyances convergent dans le but premier de contrôler notre poids ou d'en éviter les effets potentiels sur notre santé. Elle implique souvent une vision dichotomique des aliments, qu'on cherche à classifier: santé ou pas, permis ou interdits, bons ou mauvais, engraissants ou non, à consommer souvent ou de façon occasionnelle, etc.

De plus, on accorde souvent une valeur morale à nos choix: «Je suis une bonne personne si je choisis la pomme, et une mauvaise personne qui n'a pas de volonté si je choisis le chocolat.»

Enfin, la restriction est intimement liée à la culture des régimes et s'avère problématique puisqu'elle mène éventuellement à des sensations de perte de contrôle (réelles ou perçues) à l'égard des aliments, puis à la culpabilité et à la honte. Plus on a l'impression de perdre le contrôle, plus on essaie de le reprendre en s'imposant des règles qui, à leur tour, conduiront à de nouvelles pertes de contrôle.

Bref, si on veut rétablir l'équilibre et cultiver une relation plus saine avec les aliments et notre corps, éviter les restrictions imposées par la culture des régimes est essentiel.

Mes recherches m'ont menée à cette conclusion: mes patient.e.s au centre spécialisé en diabète et en cardiologie entretenaient beaucoup de croyances et de mythes par rapport aux aliments. Même si certain.e.s mangeaient de tout et n'avaient pas l'impression de se restreindre, ce n'était pas toujours le cas. Comme différentes recommandations se faisaient concurrence, une cacophonie nutritionnelle a fini par s'installer. Autrement dit, savoir quoi manger était devenu un vrai casse-tête, et la culpabilité faisait partie de leur quotidien, les amenant à vivre échec après échec. C'est un exemple de restriction cognitive.

Voici quelques exemples qui vous aideront à reconnaître les pensées restrictives insidieuses.

Pensées restrictives	Pensées non restrictives
• Je dois… • Je ne dois pas… • Est-ce que je le mérite ? • Si je mange ça, je vais… (grossir, avoir le diabète, etc.). • Cet aliment est mauvais pour moi. • Cet aliment est bon pour moi, c'est un choix santé ou minceur • Je réduis ma consommation d'aliments transformés. • Je ne mérite pas de manger ça, parce que je ne me suis pas entraîné.e aujourd'hui. Je dois brûler des kcals. • Je dois manger uniquement quand j'ai faim. • Je dois manger à satiété, jamais davantage. • Je dois éviter de manger mes émotions.	• Est-ce que j'ai faim ? • Est-ce que j'ai envie de manger cet aliment ? • Est-ce que je vais me sentir privé.e si je n'en mange pas ? • Est-ce que j'ai envie de bouger aujourd'hui ? De quelle manière ? • Est-ce que j'aime cet aliment ? • Je me sens plein.e d'énergie après un entraînement. • Je dors beaucoup mieux quand je bouge dans la journée. • Est-ce que cet aliment me fait du bien ? • J'essaie de manger avant d'être affamé.e, car je trouve désagréable la sensation d'avoir trop faim. • Je me sens bien quand j'écoute mes signaux de faim et de rassasiement. Cela me permet de savoir quand manger et quand m'arrêter. • Manger pour apaiser une émotion est normal. Je peux toutefois tenter d'explorer d'autres outils pour m'aider à réguler mes émotions autrement.

Vous êtes assis.e dans le siège du conducteur : c'est vous qui décidez quoi et quand manger, en fonction de vos goûts et de ce dont votre corps a vraiment besoin !

QU'EST-CE QUE LA CULTURE DES RÉGIMES ?

La culture des régimes (ou culture des diètes) est un système de croyances qui valorise un standard corporel unique (physique souvent jeune, mince et musclé, trop fréquemment aux traits caucasiens). Ce format corporel est aussi fortement associé à la vertu, à la santé, à la beauté et au succès.

Cette culture englobe toutes les formes de régimes, mais également tout ce qui nous pousse à vouloir perdre du poids et modeler notre corps à l'image du modèle de beauté socialement valorisé. Mondialement, l'industrie des produits et services amaigrissants a rapporté plus de 176 milliards de dollars américains en 2017, et elle est estimée à plus de 246 milliards de dollars américains pour 2022[8]. Tous ces profits sont générés grâce au fantasme qu'elle entretient, à savoir que la minceur est à la portée de tous et toutes.

Fait intéressant : la culture des régimes est souvent décrite comme un système d'oppression mis en place par l'homme blanc riche pour maintenir sa dominance sur les femmes, les personnes racisées et celles au statut socio-économique plus faible. Car pendant que leur énergie mentale et physique est dédiée à essayer de modifier leur apparence, il n'y a plus beaucoup de place pour l'émancipation et la lutte contre les inégalités.

---

8. Données tirées du site Internet de l'Association pour la santé publique du Québec.

Ce système propose des stratégies, conseils, prescriptions qui visent la transformation du corps pour atteindre un format corporel dit « idéal ». Ce faisant, il sous-entend qu'être une personne mince ou musclée est « bien » et, inversement, qu'être une personne « grosse » est mal, mais également que toute personne grosse devrait chercher à maigrir. Ne pas viser cet idéal est perçu comme du laisser-aller, de la lâcheté, de la paresse. Ce message encourage la stigmatisation des individus en fonction de leur corps, de leurs choix alimentaires ou de leurs habitudes de vie. Il permet de justifier des comportements irrespectueux, violents et dégradants envers ces derniers, peu importe les effets sur leur estime, leur santé et leur bien-être.

D'ailleurs, les termes à connotation péjorative tels que « tricher », « cochonneries », « malbouffe », « péché gourmand », « bon ou mauvais aliment », et j'en passe, montrent bien à quel point la vision dichotomique des aliments est imprégnée de jugements de valeur. On les diabolise ou on les sanctifie ! Il n'est donc pas surprenant que nous vivions de la culpabilité et de la honte lorsque nous choisissons de consommer certains d'entre eux.

Pour finir, la culture des régimes nous promet que minceur est synonyme de santé, de bonheur, de succès et d'acceptation. Pas étonnant que ça nous semble sécurisant d'essayer de perdre du poids (même si c'est très souffrant et inefficace à long terme). Décider de se prendre en main, même sans mettre en place des actions concrètes, fait en sorte qu'on se sent plus accepté.e et moins jugé.e. Car au moins, on *essaie* de reprendre le contrôle. Toutefois, ça ne fonctionne pas. C'est un cycle sans fin. Oui, la perte de poids aide à se sentir mieux à court terme, mais cela vient avec un prix : une préoccupation extrême et constante, une peur bleue d'en reprendre (ce qui est quasi inévitable), des compulsions et un sentiment de culpabilité. Chercher activement la perte de poids nous garde donc dans le cycle de la privation et de la perte de contrôle.

Des statistiques alarmantes

Pour développer une relation conflictuelle avec les aliments, voire un trouble alimentaire, il y a souvent deux conditions de base[9].

1) Une insatisfaction corporelle qui s'accompagne d'un désir de perdre du poids.

2) Une première restriction.

Au Canada, 80 % des femmes sont insatisfaites de leur poids[10]. Les deux tiers d'entre elles indiquent qu'elles y pensent régulièrement, et un peu plus de la moitié affirment vivre du stress lié à celui-ci. Près d'un tiers disent que la gestion de leur poids « domine » leur vie.

De plus, dans l'optique de perdre du poids, les femmes adoptent une variété de tactiques, comme couper des portions, compter les kcals, manger des aliments « santé » et sauter des repas.

Les hommes ne sont pas épargnés. Au Québec, près de 16 % des adolescents désirent perdre du poids, 28 % veulent le maintenir et 19 % aimeraient en prendre. Seul un tiers des adolescents disent ne pas s'en soucier.

9. YAZDANI, Negar PhD Candidate, *et al.* « Relationship between body image and psychological well-being in patients with morbid obesity », *International Journal of Community-Based Nursing and Midwifery*, vol. 6, nº 2, 2018, p. 175-184.
10. Ipsos Reid pour le compte des Producteurs laitiers du Canada. « Managing a healthy weight: Canadian women speak out », [En ligne], 2008. https://www.quebec.ca/famille-et-soutien-aux-personnes/enfance/developpement-des-enfants/consequences-stereotypes-developpement/image-corporelle#c112382 (Consulté le 30 mars 2023.)

Toujours au Québec, certaines données sont alarmantes: 45% des enfants de neuf ans indiquent vivre de l'insatisfaction corporelle, et un tiers des jeunes filles du même âge ont déjà entrepris des démarches pour tenter de perdre du poids[11].

En 2017, une étude révélait que près de 42% des adultes avaient fait une tentative de perte de poids dans la dernière année[12].

Les chiffres parlent d'eux-mêmes: la culture des régimes fait des ravages à tout âge, et peu importe le sexe.

Trucs pour la démasquer

Dans son livre *Anti-diet*[13], l'autrice Christy Harrison met les lecteur.trice.s en garde contre tout plan, programme, mode de vie, rééquilibrage ou protocole qui:

- associe à la santé, valorise ou idéalise la minceur ou un format corporel particulier;
- établit un lien direct entre le poids ou le format corporel et certaines maladies;
- relie les termes «obésité» et «surpoids» à des maux qu'il faut combattre;

---

11. Ipsos Reid pour le compte des Producteurs laitiers du Canada. *Op. cit.*
12. SANTOS, Inês, *et al.* «Prevalence of personal weight control attempts in adults: A systematic review and meta-analysis», *Obesity Reviews*, vol. 18, nº 1, 2017, p. 32-50.
13. HARRISON, Christy. *Anti-diet: Reclaim your time, money, well-being, and happiness through intuitive eating.* Hachette UK, 2019, 336 p.

- génère de l'anxiété et de l'obsession par rapport aux aliments;
- glorifie ou diabolise certains aliments ou macronutriments;
- incite à réduire les portions ou les kcals plutôt qu'à écouter les signaux de faim;
- implique des calculs compliqués (sauf dans certains cas, comme un suivi de gestion du diabète, où le calcul des glucides peut être nécessaire);
- applique les mêmes recommandations pour tout le monde;
- suggère automatiquement des diètes d'éviction en présence de troubles gastro-intestinaux ou d'autres problèmes de santé, plutôt que d'investiguer pour en comprendre les causes sous-jacentes;
- encourage les détox et les purifications;
- promeut l'activité physique dans le but de perdre du poids ou de modifier le corps;
- propose de devenir une meilleure version de soi-même par la perte de poids;
- parle d'une meilleure confiance en soi et d'une meilleure estime de soi en lien avec la perte de poids;
- dicte des règles en termes de quand, quoi, et comment manger (sauf dans le cas d'un trouble alimentaire, où il faut suivre un plan précis dans une optique de guérison).

En présence de ces signaux d'alarme, FUYEZ!! 😉

PISTES DE RÉFLEXION

Combien de temps par jour pensez-vous à la nourriture et à votre corps ? Avez-vous l'impression que ces préoccupations occupent une place (trop) importante dans votre vie, au point d'interférer avec vos activités quotidiennes ?

Mangez-vous différemment quand vous êtes seul.e ? Mangez-vous en cachette ? Mangez-vous très peu ou beaucoup plus que votre faim ?

Êtes-vous constamment en train d'essayer de « contrôler » ce que vous mangez en vous fixant des règles... pour ensuite être incapable de les respecter ?

Parvenez-vous à vous arrêter de manger quand vous en avez eu assez ?

Qu'arrive-t-il lorsque vous vous privez des aliments que vous aimez ? Comment vous sentez-vous ?

Pour quelle(s) raison(s) vous privez-vous ?

Si vous appreniez que votre alimentation n'avait aucune influence sur votre poids, feriez-vous des choix différents ?

Si vous pouviez changer une chose dans vos comportements alimentaires, quelle serait-elle ?

LES « MIRAGES » DES RÉGIMES

Savoir reconnaître les tactiques de vente des publications ou des publicités qui nous vantent toutes sortes de régimes est une compétence à développer pour ne plus être aveuglé.e par le mirage proposé.

Tactique courante : Preuve sociale	
Exemples	**Explication**
• « J'ai perdu X kilos en cinq mois ! » • « Suivez nos histoires à succès… » • « A fait ses preuves auprès de milliers de personnes depuis 50 ans. »	Les témoignages et photos avant-après sont souvent utilisés dans les stratégies marketing des régimes. Pourtant, on ne peut pas vérifier si ceux-ci ont été inventés ou fabriqués de toutes pièces ! Par ailleurs, quelques expériences anecdotiques ne pourront jamais démontrer l'efficacité généralisée d'un produit. Chaque corps étant différent, il est impossible de promettre une perte de poids précise. Finalement, on ne nous présente jamais les témoignages de ceux et celles qui ont eu de la difficulté et ont repris du poids… car ce n'est pas très vendeur !

Tactique courante : Méthode naturelle	
Exemples	**Explication**
• « Une manière naturelle de perdre du poids. » • « Détoxifiez votre corps pour perdre du poids. » • « Un produit naturel dérivé des plantes. » • « Brûleur de graisse naturel. » • « Réduit naturellement votre résistance à l'insuline. »	Les produits de santé naturels ne sont pas soumis à la même réglementation que les médicaments. Ce n'est pas parce que quelque chose est naturel qu'il est efficace et sécuritaire. De plus, votre corps est capable de se détoxifier tout seul (c'est le rôle des reins et du foie, entre autres).

Tactique courante : Pression émotive	
Exemples	**Explication**
• « Perdez du poids et devenez enfin la meilleure version de vous-même. » • « Vous pourrez enfin être bien et vous aimer. » • « Prenez soin de votre famille et montrez l'exemple. » • « Vivez votre vie de rêve. » • « On cible le gras abdominal dangereux. »	Lorsqu'on a une relation difficile avec les aliments et son corps, on est vulnérable. Malheureusement, les compagnies de marketing le savent et elles vont souvent jouer sur nos cordes sensibles en nous promettant que perte de poids rime avec bonheur accru.

Tactique courante : Meilleure solution sur le marché	
Exemples	**Explication**
• « Avec nous, fini le yoyo ! » • « Ce n'est pas un régime, c'est un mode de vie. » • « Il n'y a pas d'interdit, vous pouvez manger de tout, mais… » • « Découverte de l'année ! » • « Ingrédient ancestral. » • « Version améliorée de notre méthode éprouvée. » • « Vous n'aurez pas l'impression d'être au régime… » • « Perdez du poids en mangeant en pleine conscience… » • « La vérité sur… » • « Apprenez à écouter vos signaux de faim pour perdre du poids. »	L'industrie des régimes s'adapte et utilise des stratégies pour invalider les autres méthodes, en essayant de se démarquer. Les régimes restrictifs n'ont plus la cote ? On modifie le discours et on invente un nouveau terme à la mode. Le bien-être et la santé sont souvent mis de l'avant… mais avec comme seul objectif la perte de poids.

Tactique courante : Promesses de résultats	
Exemples	**Explication**
• « Le dernier régime de votre vie… », « sans effort », « résultats garantis… » • « Perdez du poids ET changez votre relation aux aliments. » • « Perte de poids saine et durable. » • « Notre produit brûle les graisses, augmente le métabolisme, corrige la résistance à l'insuline, et renforce votre système immunitaire. »	La littérature scientifique a fait la preuve de l'inefficacité des méthodes amaigrissantes à long terme. Si ça vous semble trop beau pour être vrai, c'est que ça l'est probablement ! Si on vous promet des résultats de perte de poids durables, sans effet yoyo, sans effort et sans risques, posez-vous des questions.

Tactique courante : Recette simple	
Exemples	**Explication**
• « C'est simple, il suffit de couper le sucre, car c'est lui le grand fautif. » • « Il faut éviter le gras. » • « Il faut manger majoritairement des protéines. » • « Il faut manger surtout des végétaux. »	Il y a des modes alimentaires qui vont et qui viennent. Parfois, on vous dit de couper le sucre, de couper le gras, ou les deux. Supprimer certains aliments de son alimentation peut sembler « simple » au premier abord, mais au bout du compte, toutes les méthodes qui impliquent de la restriction sont aussi inefficaces les unes que les autres… qu'elles soient simples ou pas !

Tactique courante : Valeur scientifique (le fameux « c'est prouvé ! »)	
Exemples	**Explication**
• « La science derrière notre produit… » • « Reconnu comme un des meilleurs régimes dans le magazine *XYZ*… » • « Nous avons 140 études qui démontrent l'efficacité de notre produit. » • « Nous prenons en considération des facteurs nutritionnels complexes. » • « La molécule XYZ est reconnue pour brûler les graisses. » • « Nos membres perdent deux fois plus de poids que… »	Même si un régime se sert de mots savants et cite des études pour « prouver » son efficacité, il faut demeurer vigilant.e. Aucun régime n'a fait ses preuves à ce jour, point. D'ailleurs, peu de consommateur.trice.s ont les connaissances appropriées pour poser un regard critique sur les études scientifiques citées par les produits et services amaigrissants. De plus, certaines d'entre elles sont financées directement par l'industrie des régimes (ce qui constitue un conflit d'intérêts), sont mal conçues ou encore, de trop courte durée. Une étude qui propose des résultats échelonnés sur moins de cinq ans ne dressera pas un portrait juste de la situation, car la majeure partie des personnes qui font un régime reprennent le poids perdu au bout de deux à cinq ans.

Tactique courante : Ambiguïté volontaire	
Exemples	**Explication**
• « La formule exclusive est libérée tranquillement à une dose cliniquement prouvée, étudiée scientifiquement pour aider à réduire la résistance à l'insuline et la graisse abdominale tenace. » • « Aidez votre corps à se *réinitialiser*. »	Des mots nouveaux, inventés ou sortis de leur contexte, sont alignés pour donner une fausse crédibilité à une méthode ou à un produit.

Tactique courante : Crédibilité douteuse	
Exemples	**Explication**
• « Le régime n° 1 recommandé par les médecins. » • « Nos experts affirment que... » • « Approuvé par nos coachs formés en nutrition. »	Les produits et services amaigrissants font souvent appel à deux stratégies pour tenter de se donner de la crédibilité : 1) Ils vont s'associer à une personnalité connue et aimée pour faire la promotion de leur produit ou de leur service. 2) Ils vont s'afficher avec un.e professionnel.le qui détient une certaine crédibilité. Ce n'est pas parce que quelqu'un est connu, porte un sarrau ou mange trois fois par jour que c'est un expert en nutrition ou en santé. Les mentions « Ph. D » ou « M. Sc. » ne veulent rien dire si elles ne sont pas accompagnées du champ d'expertise. On peut avoir un doctorat en littérature et se faire appeler « docteur.e », mais cela ne signifie pas pour autant que nous avons une expertise en médecine ! En d'autres mots : un sarrau n'est pas un gage de crédibilité.

LES RÉGIMES CACHÉS

Vous avez peut-être tellement l'habitude de vous priver que vous ne réalisez même plus que vos comportements alimentaires sont dictés par le quoi, quand et combien manger. Il est possible que vous n'ayez jamais suivi un régime traditionnel, mais que vous ayez tout de même des pensées et un langage interne associés à la culture des régimes. Insidieusement, le résultat est le même : la restriction.

Il existe quatre types de restrictions qui mènent la plupart du temps à des « pertes de contrôle »[14].

1. Les restrictions temporelles : on tente de restreindre l'apport alimentaire à certains moments de la journée ou de la semaine.
2. Les restrictions caloriques : on coupe dans les portions ou le nombre de kcals ingérées.
3. Les restrictions d'aliments ou de macronutriments : on coupe en partie ou en totalité des groupes d'aliments (les féculents, par exemple) ou des macronutriments (comme les glucides ou les lipides). On peut aussi couper les aliments jugés « engraissants » ou « dangereux ».
4. Les restrictions pour des motifs de « santé » ou d'intolérances alimentaires : on peut avoir une vraie raison médicale de se restreindre, mais la motivation secondaire peut être la perte de poids.

Voici des exemples des différents types de restriction.

---

14. TRIBOLE, Evelyn, et RESCH, Elyse. *Intuitive eating: A revolutionary anti-diet approach*, 4e édition, New York, St. Martin's Publishing Group, 2020, 392 p.

Exemples de restrictions temporelles
• Je ne dois pas manger entre les repas; seuls les enfants ont le droit de collationner. • Je ne dois jamais manger passé une certaine heure. • Je dois manger beaucoup le matin, puis très peu le reste de la journée. • Je dois jeûner au moins X heures par jour. • Je fais attention la semaine, et le vendredi, c'est ma journée de «triche».

Exemples de restrictions caloriques
• Si je mange un dessert, je dois faire de l'exercice ou manger moins au prochain repas pour compenser. • Si j'ai trop mangé lors d'un repas, je vais réduire ma portion au prochain, peu importe mes signaux de faim et de satiété. • Si je prévois aller au restaurant en soirée, je vais me restreindre dans la journée, peu importe mes signaux de faim et de satiété. • J'opte souvent pour des petites portions ou des collations, peu importe mes signaux de faim et de satiété. • Si je ne fais pas d'activité physique une journée, je compense en mangeant moins.

Exemples de restrictions d'aliments ou de macronutriments
• J'essaie de limiter la quantité de glucides que je consomme (pain, céréales, riz et pâtes). • Je lis attentivement les étiquettes pour choisir l'aliment le moins gras, le moins sucré ou le moins calorique possible. • Je fais un défi «zéro sucre» pendant 30 jours.

Exemples de restrictions d'aliments ou de macronutriments
• Je m'assure de toujours consommer beaucoup de protéines à chaque repas.
• J'ai éliminé tous les desserts.

Exemples de restrictions pour des motifs de « santé » ou d'intolérances alimentaires
• J'aime faire des cures de jus ou des jeûnes.
• J'essaie de couper les produits laitiers, le gluten ou le sucre pour voir si cela peut m'aider à « me sentir mieux » et à perdre du poids.
• J'ai décidé de devenir végétarien.ne pour aider la planète, mais j'espère aussi que cela me fera perdre du poids.
• Je mange toujours les aliments les moins transformés possible.
• Je bois du jus de citron le matin pour nettoyer mon système.

Voici d'autres croyances, pensées ou comportements associés à la culture des régimes :

- Sentir qu'on a passé une bonne journée si on a respecté les règles qu'on s'était fixées et une mauvaise journée dans le cas contraire.
- Entretenir une relation amour-haine avec les aliments.
- S'accorder des journées de « triche » pendant lesquelles on s'autorise à manger des aliments plaisir.
- Entrer dans une spirale de perte de contrôle alimentaire quand on a l'impression d'avoir fait des excès.

- Consommer régulièrement du contenu abordant les régimes ou la perte de poids (émissions de télévision, revues, publications sur les médias sociaux, etc.).
- Parler souvent de la valeur nutritive ou de la teneur calorique des aliments.
- Comparer notre assiette à celle des autres.
- Culpabiliser quand nos choix ne sont pas optimaux.
- Manger moins en public.
- Croire qu'il faut perdre du poids pour être en santé.

Questions

Vous reconnaissez-vous dans certains de ces comportements, croyances ou pensées? Si oui, lesquels? Il est probable que vos habitudes trahissent une forme de régime caché.

Chapitre 2

LA GROSSOPHOBIE (STIGMATISATION LIÉE AU POIDS)

Je vis de la honte d'être grosse et de ne pas commander juste de la salade au resto! Le jugement des autres (ou plutôt l'impression que les autres vont me juger) est toujours présent! J'ai essayé toutes les diètes possibles: en quinze ans, j'ai perdu l'équivalent de mon poids. Et j'ai toujours tout repris... avec des intérêts!

QU'EST-CE QUE LA GROSSOPHOBIE?

Définition n° 1: ensemble des attitudes et des comportements hostiles qui stigmatisent et discriminent les personnes grosses, en surpoids ou obèses[15].

15. Dictionnaire *Le Robert*.

Définition n° 2 : ensemble de stéréotypes, de préjugés et de comportements négatifs qui visent à rabaisser ou à mettre à l'écart les personnes grosses[16].

On parle donc ici de dévaloriser certaines personnes en fonction de leur apparence.

Comme le dit si bien Edith Bernier dans son livre *Grosse, et puis ? Connaître et combattre la grossophobie*[17], cette attitude, issue de la culture des régimes, se caractérise par une aversion, un sentiment de dégoût à la vue d'un corps gros (celui d'autrui ou le nôtre).

La culture des régimes encourage la grossophobie puisqu'elle valorise un format corporel unique et encourage la stigmatisation des personnes qui ne répondent pas à ce standard ou qui ne font pas d'efforts pour essayer de l'atteindre. Elle nie donc la diversité de poids naturellement présente chez les êtres humains tout en banalisant le traitement discriminatoire des personnes grosses. Résultat : des inégalités s'installent dans la société sur le dos de ces dernières, qui ne se voient pas offrir les mêmes opportunités. L'accès à l'éducation, à la santé, à l'emploi, et même à un partenaire, est souvent compromis chez les personnes affichant un poids élevé. Un peu comme le racisme, le sexisme et les autres formes de discrimination, la grossophobie est source d'agressions multiples et diverses,

---

16. Tirée du site du *Collectif Vital*, https://collectifvital.ca/files/P2-Enjeux_poids/Trousse/1_Messages%20grand%20public.pdf (Consulté le 9 août 2023.)
17. BERNIER, Edith. *Grosse, et puis ? Connaître et combattre la grossophobie*, Montréal, Éditions du Trécarré, 2020, 248 p.

allant d'un simple commentaire « bienveillant » à des gestes irrespectueux et ouvertement violents et humiliants.

De surcroît, la discrimination basée sur le poids est systémique et se manifeste entre autres dans les médias (télévision, publicités, cinéma, réseaux sociaux, etc.), dans le milieu médical, au bureau, à l'école et dans les familles. Une étude menée au Saguenay–Lac-Saint-Jean révèle que près de 40 % des adolescentes interrogées indiquent avoir fait l'objet de commentaires négatifs sur leur poids de la part de leur cercle rapproché (parents, fratrie, ami.e.s), soutenant qu'elles ont une moins bonne estime depuis[18]. Les données sont semblables chez nos voisins du Sud, où 40 % des adultes affirment avoir subi des moqueries et de la discrimination en raison de leur poids[19].

D'ailleurs, la pression sociale d'être mince est tellement grande que plusieurs personnes vont jusqu'à adopter des comportements néfastes pour leur santé (des comportements qui, rappelons-le, sont inefficaces en matière de perte ou de stabilisation de poids).

Pour définir la pression que l'on se met à soi-même, on parle de **grossophobie internalisée**. De manière non consciente, nous assimilons donc la grossophobie et la dirigeons vers notre corps.

Qui plus est, quand on prend du poids, on risque non seulement de s'exposer à une stigmatisation, mais aussi de se faire reléguer au second rang. Puisque la culture des régimes nous incite à croire que c'est une question de volonté, la personne

---

18. Ipsos Reid pour le compte des Producteurs laitiers du Canada. *Op. cit.*
19. PUHL, Rebecca M., *et al.* « Internalizing weight stigma: Prevalence and sociodemographic considerations in US adults », *Obesity*, vol. 26, nº 1, 2018, p. 167-175.

qui n'arrive pas à modeler son corps à sa guise doit donc être tenue responsable de son sort. Ainsi, elle « mérite » qu'on s'acharne sur elle question qu'elle se décide enfin à se « prendre en main ». À la lumière de cette triste réalité, il est donc normal de rechercher la valorisation sociale et le soulagement (même éphémères) qui viennent avec la perte de poids. Il s'agit, pour certain.e.s, d'une façon de se protéger du jugement des autres.

Certain.e.s auteur.trice.s avancent même l'hypothèse voulant que la stigmatisation engendrerait une grande pression, laquelle contribuerait à une prise de poids. En effet, les victimes de grossophobie vont être davantage portées à suivre des régimes amaigrissants (avec les effets que nous leur connaissons), ce qui entraîne une augmentation du stress, de la honte et de la culpabilité, trois ingrédients souvent liés à des comportements alimentaires nocifs tels que la compulsion ou la restriction. Bien que les personnes qui correspondent aux standards de beauté ressentent également la pression de rester minces et les conséquences qui en découlent, elles sont généralement préservées de la stigmatisation directe.

Par conséquent, plusieurs personnes ayant déjà souffert de grossophobie vont tenter d'épargner cette souffrance à leurs enfants en les incitant à perdre du poids. Loin de moi l'idée de pointer du doigt ou de culpabiliser quiconque ayant eu ce réflexe. Questionnons-nous plutôt : la protection passe-t-elle par la modification du corps pour correspondre aux idéaux de la société ? À long terme, n'est-ce pas préférable de faire avancer la réflexion, d'éduquer, de sensibiliser et de dénoncer ces violences socialement acceptées pour que les choses changent ? Pensez-y : est-ce que changer de sexe pour ne plus vivre de sexisme est une solution envisageable et souhaitable ? Absolument pas. Pourquoi en serait-il autrement pour le poids ?

C'est en remettant en question tout ce système de croyances (tordu et problématique) qu'on parviendra à s'en libérer et à mettre fin au jugement (positif ou négatif) d'une personne sur la seule base de la taille et de la forme de son corps.

Pourquoi résistons-nous à l'idée d'une vie sans régime ? Parce que des privilèges sociétaux sont réellement associés à la perte de poids et parce que nous avons l'impression qu'elle nous protégera des agressions grossophobes.

En effet, lorsque je questionne mes client.e.s sur leur motivation à perdre du poids, il est rare que le regard des autres soit complètement étranger à ce désir.

C'est normal d'avoir peur d'être jugé.e. C'est normal de vouloir se protéger. C'est normal, mais ça ne veut pas dire que ça ne doit pas changer ! Et, surtout, ça ne veut pas dire que c'est acceptable d'être jugé.e en fonction de son apparence.

Malgré toute notre bonne volonté – et je vous l'affirme avec beaucoup de bienveillance –, nous sommes tous et toutes grossophobes à différents degrés. Pourquoi ? Parce que nous avons grandi dans ce système de croyances. On nous a inculqué dès notre plus jeune âge que prendre du poids est une chose tragique et honteuse. Qu'il faut camoufler les plis et les rondeurs et que tout manquement à cette « étiquette » relève soit d'un acte de bravoure (est-ce qu'une personne mince qui dévoile son ventre est vue comme étant courageuse ?), soit d'un manque d'égards (pourquoi faire subir cette vision aux autres ?).

Même après des années à sensibiliser les autres à ce sujet, je me surprends encore à avoir des pensées grossophobes. Cela m'est douloureux à admettre, mais je reconnais avoir contribué malgré moi à propager ces idées. Lorsque ça m'arrive, j'en prends conscience, je me questionne et j'essaie de faire mieux.

Pour vous aider à mieux reconnaître certains scénarios à caractère grossophobe, je vous propose quelques exemples de phrases tirées de la vie de tous les jours.

Phrases grossophobes qui peuvent blesser

« Bravo, tu as perdu du poids. Tu es tellement beau/belle. » (Sous-entend que je ne l'étais pas avant ?)

« Continue à t'entraîner comme ça, tu vas y arriver ! » (Arriver à courir un marathon ? Non... à perdre du poids...)

« Tu es sûr.e que tu devrais manger ça ? » (Certaines personnes se permettent de juger le contenu de l'assiette des autres, surtout quand il s'agit de quelqu'un de gros. Pire : certaines personnes vont jusqu'à retirer un aliment de l'assiette de quelqu'un pour « lui rendre service ».)

« Je suis inquiet.ète pour ta santé. Je pense que tu devrais prendre soin de toi ». (Sous-entend que si j'ai un poids plus élevé, c'est ma faute et c'est de la négligence.)

« Je ne vous crois pas, c'est impossible que vous mangiez aussi peu. Vous devez grignoter en cachette. » (Réplique d'un.e professionnel.le de la santé qui questionne un.e patient.e sur ses habitudes alimentaires.)

« Elle devrait arrêter de s'empiffrer. » (Affirmation faite sans même avoir pris la peine de poser des questions sur les habitudes alimentaires. Sous-entend que si j'ai un poids élevé, c'est parce que je mange mal et trop.)

« Avant que je ne vous traite, vous devez perdre du poids. » (Réplique d'un.e professionnel.le de la santé qui sous-entend que le poids est la cause de tous les maux.)

« Je dois me reprendre en main, je me suis laissé.e aller. » (Sous-entend que je suis responsable de ma prise de poids, que ce dernier se gère facilement et que ce n'est qu'une question de volonté.)

« Voyons, tu n'es pas gros.se, t'es beau/belle ! » (Comme si le fait d'être une personne grosse était systématiquement associé à la laideur.)

Ces phrases sournoises sont tellement courantes que nous ne réalisons pas à quel point elles peuvent être blessantes et dommageables pour la personne qui les reçoit.

Pour terminer, si ce n'est déjà fait, je vous encourage à lire et à vous renseigner sur le sujet afin d'être mieux à même de reconnaître (et de dénoncer) les différentes manifestations de la stigmatisation liée au poids. Il existe plusieurs ouvrages pertinents qui traitent de grossophobie, et je vous en suggère quelques-uns à la toute fin de ce livre.

LE RÔLE DES ALLIÉ.E.S

Le quotidien est truffé de circonstances avantageuses en lien avec notre format corporel, mais nous n'en avons souvent pas conscience...

Par exemple, une personne dont le corps correspond aux standards de beauté trouve toujours sa taille de vêtement dans les boutiques populaires, ne craint pas de briser une chaise en s'assoyant au restaurant et n'a pas de mal à trouver un siège confortable dans les transports en commun. Les accessoires médicaux et les équipements sportifs sont aussi adaptés à sa silhouette. Elle ne doit pas non plus subir de commentaires désobligeants sur le contenu de son panier d'épicerie ou de son assiette, qu'on y trouve des croustilles ou de la salade. Si cette personne publie une photo d'elle à la plage sur les réseaux sociaux, elle ne fera pas l'objet de remarques haineuses. Maintenant, mettez-vous à la place d'une personne grosse, qui doit subir toutes ces formes d'agressions, et imaginez qu'en plus, elle fasse partie d'un ou de plusieurs autres groupes discriminés et opprimés (en lien avec l'identité de genre, l'orientation sexuelle, le statut socio-économique, etc.). Elle subit simultanément toutes ces formes de stigmatisation !

Pour que la grossophobie disparaisse, il est nécessaire de **nommer ces inégalités** et de tout faire pour que ça change. C'est une question de justice sociale, tout simplement.

C'est ici qu'entrent en jeu les précieux.ses allié.e.s de la cause. J'essaie de participer activement à la lutte contre la grossophobie, mais je suis toujours déchirée quand je pense à la place qui me revient dans ce combat en tant que femme non grosse. Puis-je me servir de ce « statut » privilégié pour amplifier le discours des personnes grosses sans leur voler la vedette ? Je pense que nous pouvons ajouter nos voix à ces dernières, oui, mais il peut nous arriver d'être maladroit.e.s. Je sais que je l'ai déjà été et je le serai probablement encore dans le futur. Je sais aussi que j'ai des angles morts. Mais j'espère être suffisamment humble pour reconnaître mes faux pas et évoluer.

Bref, vous pouvez vous aussi devenir un.e allié.e. Il suffit de commencer à dénoncer les gestes grossophobes lorsque vous en êtes témoins, puis de réclamer les mêmes droits pour tous et toutes, par exemple en demandant des infrastructures adaptées à tous les formats corporels, en revendiquant l'égalité en matière d'accès aux soins, à l'éducation et à l'emploi, en exigeant des compagnies de vêtements qu'elles offrent un éventail de tailles pour refléter la diversité, etc.

L'objectif ultime : que tout le monde puisse faire partie intégrante de la société.

HUIT GESTES CONCRETS POUR COMBATTRE LA GROSSOPHOBIE

1. Remettre en question les croyances liées au poids et observer comment celles-ci nourrissent nos comportements.

2. Faire un autoexamen de conscience et se demander si, malgré nous, on contribue par nos propos ou nos comportements à cette stigmatisation ; le cas échéant, choisir de ne plus répéter ces gestes.

3. Éviter tout commentaire sur notre poids ou celui des autres.

4. Écouter et croire les personnes qui disent subir de la grossophobie. Comme c'est le cas pour plusieurs autres injustices dénoncées à travers le monde, écouter fait partie de la démarche de guérison et de réconciliation.

5. Dénoncer les actes de grossophobie.

6. Être un.e allié.e, mais laisser aux personnes grosses la place qui leur revient dans cette lutte.

7. Exiger que la diversité corporelle (sous toutes ses formes) soit mieux représentée.

8. Adapter nos infrastructures (transport, mobilier, accessibilité, etc.) pour accommoder l'ensemble de la population.

Si la grossophobie résulte des choix de société que nous avons faits au fil du temps, cela signifie que nous avons aussi le pouvoir de faire des choix différents pour changer l'avenir.

« Nous ne sommes pas responsables d'être grossophobes, mais nous avons la responsabilité de ne plus l'être. »

— Gabrielle Lisa Collard,
autrice, journaliste, traductrice et blogueuse

Chapitre 3

DIS-MOI COMMENT TU MANGES ET JE TE DIRAI QUI TU ES

LES DIFFÉRENTS TYPES DE MANGEURS[20]

Le schéma qui suit illustre les trois principaux types de mangeurs, selon leur relation avec les aliments.

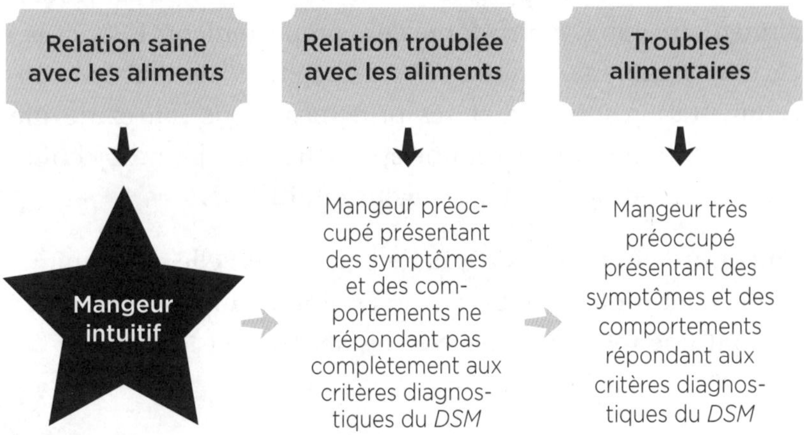

20. Pour alléger le chapitre, la forme masculine « mangeurs » a été choisie. Mesdames, vous en faites également partie !

À l'extrémité gauche se trouvent les mangeurs intuitifs, c'est-à-dire ceux et celles qui mangent généralement en écoutant leurs signaux de faim et de satiété, sans culpabilité et dans le plaisir, sans rationaliser, qualifier, quantifier ou compter. Ces personnes sont souvent peu préoccupées par leur poids et n'entreprennent pas de démarches pour essayer de modifier leur corps.

À l'extrémité droite se trouvent les mangeurs très préoccupés par leur poids, c'est-à-dire ceux et celles qui répondent aux critères diagnostiques des troubles alimentaires, tels que la boulimie, l'anorexie mentale, les accès hyperphagiques et les troubles alimentaires non spécifiés.

Entre les deux, il y a les mangeurs préoccupés par leur poids et les aliments. On dit qu'ils ont une relation troublée[21] avec ces derniers.

Règle générale, votre position sur ce spectre n'est pas fixe et n'importe qui peut devenir un mangeur intuitif, même après des années de relations difficiles avec les aliments. Inversement, on peut aussi développer une relation troublée ou un trouble alimentaire après avoir adopté des comportements restrictifs à certains moments de notre vie. Au chapitre 9, nous aborderons l'alimentation intuitive et ses principes. Vous l'aurez deviné, l'alimentation intuitive est une approche qui a pour objectif de vous aider à devenir… un mangeur intuitif!

La culture des régimes a cela de pernicieux: elle est omniprésente dans notre quotidien et rejoint même les personnes qui ont une relation saine avec les aliments et leur corps. Elle

21. Le terme anglais *troubled eating* est souvent utilisé pour décrire une relation conflictuelle ou malsaine avec les aliments. La traduction généralement acceptée est « relation troublée avec les aliments ».

ne prend pas autant de place dans leur vie et dans leur tête, mais elle peut tout de même influencer certaines croyances et certains comportements et éventuellement miner cette saine relation.

Voyons maintenant plus en détail les différents types de mangeurs.

Le mangeur intuitif

Quand j'explique ce qu'est un mangeur intuitif ou une personne ayant une saine relation avec les aliments, j'invite souvent mes client.e.s à observer le comportement des enfants. On naît tous mangeurs intuitifs et, pour la majorité d'entre nous, on le reste jusqu'à l'âge de trois ou quatre ans. Si vous avez déjà assisté à la fête d'anniversaire d'un enfant, vous avez peut-être remarqué qu'il reste souvent des bouchées de gâteau, aussi délicieux soit-il, dans plusieurs assiettes. Les enfants ont une capacité inouïe à respecter leurs signaux de faim et n'entretiennent pas d'idées préconçues au sujet des aliments. Même si un mets est savoureux, ils arrêtent d'en manger quand ils en ont assez et vivent un détachement face à ce qu'ils laissent dans leur assiette.

Un mangeur intuitif se fiera à ses signaux internes pour savoir quand il a faim et quand il est rassasié. Il ne suit aucune règle alimentaire et se permet de manger ce dont il a envie quand il en a envie, sans avoir peur de perdre le contrôle. En d'autres mots, il peut entamer un biscuit et arrêter lorsqu'il lui en reste une bouchée, car il est satisfait. Il peut aussi en manger plusieurs, si cela correspond à son envie du moment, sans porter de jugement sur la quantité ingérée.

Un mangeur intuitif se laissera guider par ses envies, sa satisfaction et le plaisir. Ses comportements alimentaires sont basés sur l'écoute de son corps et de ses besoins plutôt que sur le contrôle. Les pensées liées à la nourriture prendront la place qu'il veut bien leur accorder.

Finalement, **sa relation au mouvement est aussi flexible, équilibrée et intuitive**. L'activité physique n'est pas pratiquée dans l'optique de perdre du poids ou de brûler des kcals, mais plutôt pour des raisons de bien-être, de plaisir, etc. Finalement, **son estime de soi ne repose pas majoritairement sur l'apparence physique**.

Exemples d'une relation saine avec les aliments

« La plupart du temps, je mange quand j'ai faim et je suis satisfait.e en sortant de table. »

« Je mange ce dont j'ai envie. »

« Je mange régulièrement et en quantité suffisante. »

« Je peux laisser des aliments dans mon assiette sans me forcer à la terminer. »

« Il m'arrive parfois de manger au-delà de ma faim sans culpabilité. »

« Il m'arrive parfois de ne pas manger suffisamment sans vivre de la peur. J'ai confiance que je mangerai à ma faim au prochain repas. »

« Les pensées liées à la nourriture prennent une place adéquate dans ma vie. »

« Il m'arrive de manger pour réguler certaines émotions, ou juste parce que j'en ai envie, sans avoir l'impression de transgresser une règle. »

« Je fais confiance à mon corps et aux signaux de faim qu'il m'envoie. »

« Je suis flexible dans mon alimentation. »

Le mangeur préoccupé

Sur le spectre de la relation à la nourriture, les personnes qui entretiennent une relation troublée avec les aliments se situent quelque part entre les mangeurs intuitifs et les mangeurs très préoccupés. Elles affichent donc un certain degré de préoccupation à l'égard de leur poids et des aliments et présentent quelques comportements problématiques. Bien que ces derniers s'observent aussi chez les personnes vivant avec des troubles alimentaires, leur intensité et leur fréquence sont moins grandes.

Voici certains signes indiquant que vous êtes un mangeur préoccupé :

- Vous craignez de prendre du poids.
- Vous adoptez des comportements restrictifs (régimes, jeûnes, privation, plan alimentaire strict, saut de repas, groupes d'aliments interdits, etc.).
- Vous avez des comportements compensatoires pour vous « débarrasser » des kcals consommées (usage de laxatifs, de stéroïdes ou de coupe-faim, vomissements occasionnels, jeûne, régime strict, activité physique intense, etc.).
- Vous vivez des compulsions alimentaires ou des sensations de pertes de contrôle en lien avec certains aliments.
- Votre estime de soi repose majoritairement sur votre apparence physique.

Nombre d'entre nous se retrouvent dans cette catégorie sans même le savoir. Le culte de la minceur, la stigmatisation liée à l'apparence physique et la culture des régimes normalisent ces comportements et la préoccupation excessive liée au poids. On en vient à croire que c'est « normal » de se restreindre (voire même souhaitable), que c'est « normal » d'être insatisfait.e de son poids et de vouloir modifier son corps, que c'est normal de « faire attention » et d'osciller entre des périodes de contrôle et de perte de contrôle, alors que c'est tout le contraire !

Le mangeur très préoccupé

Le mangeur très préoccupé fait preuve d'une obsession par rapport aux aliments et à son image. De plus, son estime de soi repose grandement sur son poids, son format corporel et sa capacité à les contrôler.

Ce qui différencie les troubles alimentaires des relations troublées avec les aliments est l'intensité, la durée et la fréquence des comportements problématiques, les conséquences de ces derniers sur les différentes sphères de la vie d'une personne, de même que le degré de préoccupation de celle-ci à l'égard de son poids et des aliments. Les pensées en lien avec la nourriture et l'apparence du corps sont souvent envahissantes et persistantes.

Au Québec, plus de 300 000 personnes sont aux prises avec un trouble alimentaire[22]. En 2018, au Canada, c'est plus d'un million de personnes qui en souffraient, dont près de 90 % étaient de sexe féminin[23]. Malheureusement, le contexte de la pandémie semble avoir eu des répercussions catastrophiques chez les jeunes sur ce plan, puisqu'on a constaté une augmentation de 60 à 100 % des cas[24].

Un diagnostic de trouble alimentaire est posé lorsqu'une personne répond aux critères diagnostiques tels qu'ils sont

---

22. Ipsos Reid pour le compte des Producteurs laitiers du Canada. *Op. cit.*
23. *Ibid.*
24. *Ibid.*

reconnus dans la 5e édition du *Manuel diagnostique et statistique des troubles mentaux* (*DSM-5*).

Pour l'instant, six troubles sont officiellement reconnus par le *DSM-5* (l'anorexie mentale, la boulimie, les accès hyperphagiques, le pica, le mérycisme et le trouble de l'alimentation avec restriction ou évitement), mais d'autres sont à l'étude et pourraient y être ajoutés dans le futur.

Voici une description sommaire des plus connus d'entre eux.

• L'ANOREXIE MENTALE

La personne atteinte d'anorexie mentale a un poids très faible, résultant de l'adoption d'un régime restrictif, de jeûnes ou de la pratique d'activité physique intense. On peut aussi observer chez certaines personnes des épisodes de compulsions alimentaires, suivies de comportements compensatoires (vomissements, prise de laxatifs ou de diurétiques, etc.). Une préoccupation excessive à l'égard du poids, la peur intense d'en prendre et une image corporelle négative sont aussi symptomatiques. On observe également une altération de la perception du poids ou de la forme de son propre corps, laquelle influence l'estime de soi, ainsi qu'une incapacité à reconnaître la gravité de la situation malgré des symptômes importants.

De plus, j'aimerais ajouter qu'un des critères diagnostiques de l'anorexie mentale (afficher un poids très faible) soulève une certaine controverse dans le milieu médical. Les images typiques associées à cette maladie (en général des femmes blanches et jeunes au corps rachitique) ne représentent pas tous les cas de personnes souffrant d'anorexie mentale. En effet, on observe de plus en plus de patient.e.s qui présentent tous les autres critères, mais qui ont des formats corporels variés. En d'autres mots, **on peut être une personne grosse et être anorexique**. Malheureusement, puisque l'indice de masse corporelle (IMC) figure encore parmi les critères diagnostiques de l'anorexie mentale, les individus dont le poids n'est pas jugé insuffisant ne se qualifient pas à ce titre et recevraient plutôt un diagnostic d'anorexie atypique.

• LA BOULIMIE

La personne atteinte de boulimie vit des épisodes de débordements alimentaires (que l'on nomme compulsions ou accès hyperphagiques), suivis de comportements compensatoires (jeûnes ou régimes stricts, vomissements, périodes intenses d'activité physique, prise de laxatifs ou de diurétiques, etc.). Les accès hyperphagiques débutent généralement à la suite d'un régime amaigrissant, et les sentiments de perte de contrôle et de honte qui en découlent sont très caractéristiques de cette maladie. Selon le *DSM-5*, le degré de préoccupation lié au poids et à la silhouette de la personne boulimique est excessif. Tout comme dans le cas de l'anorexie mentale, la personne atteinte de boulimie entretient une peur intense de prendre du poids (ou un désir d'en perdre) et une image corporelle négative.

• LES ACCÈS HYPERPHAGIQUES (anciennement appelés « hyperphagie boulimique »)

À l'instar de la personne boulimique, la personne souffrant d'accès hyperphagiques vit des épisodes de débordements alimentaires (compulsions), mais sans les comportements compensatoires. Selon le *DSM-5*, les accès hyperphagiques sont associés à au moins trois des indicateurs suivants :

1. Manger beaucoup et plus rapidement que la normale.
2. Manger jusqu'à éprouver une sensation douloureuse de distension abdominale.
3. Manger de grandes quantités de nourriture en l'absence d'une sensation physique de faim.

4. Manger seul.e parce qu'on est gêné.e de la quantité de nourriture qu'on ingère.
5. Se sentir dégoûté.e de soi, déprimé.e ou coupable après avoir mangé.

La honte, la culpabilité, un sentiment de perte de contrôle et une détresse intense sont des émotions souvent ressenties au quotidien par les gens aux prises avec ce trouble alimentaire. Contrairement à la croyance populaire, ce ne sont pas toutes les personnes grosses qui sont atteintes d'accès hyperphagiques. En d'autres mots, **on peut avoir un corps mince et souffrir d'accès hyperphagiques, comme on peut avoir un corps gros et ne pas souffrir de ce trouble alimentaire**.

La personne atteinte d'accès hyperphagiques est souvent adepte des régimes à répétition et affiche aussi un degré de préoccupation excessif par rapport aux aliments et à son corps.

Fait intéressant: les accès hyperphagiques sont davantage présents chez les personnes qui ont d'abord été chercher de l'aide auprès de divers professionnel.le.s de la santé dans le but de maigrir. Malheureusement, elles sont souvent mal diagnostiquées et se font diriger vers des régimes amaigrissants, ce qui contribue à favoriser l'apparition des compulsions ou à en augmenter la fréquence. Voilà une autre manifestation évidente des répercussions de la culture des régimes dans le monde médical. Le manque de formation pour dépister les troubles alimentaires (particulièrement les accès hyperphagiques), conjugué à la grossophobie des professionnel.le.s de la santé, est souvent en cause.

• LES TROUBLES DE L'ALIMENTATION NON SPÉCIFIÉS

Certaines personnes présentent seulement une partie des critères diagnostiques de l'anorexie mentale, de la boulimie ou des autres troubles alimentaires. Comme on ne peut les classer dans une catégorie précise, on dit qu'elles souffrent de troubles alimentaires non spécifiés. Ainsi, une personne grosse présentant des signes de l'anorexie mentale, mais pas tous, pourrait recevoir un tel diagnostic.

Il importe de souligner que **la souffrance et la détresse vécues par ces gens sont tout aussi intenses que chez ceux et celles qui souffrent de troubles alimentaires spécifiques**.

Le syndrome d'alimentation nocturne

Catégorisé dans les troubles de l'alimentation non spécifiés, ce syndrome se caractérise par des périodes de consommation alimentaire pendant la nuit. En règle générale, les personnes qui en sont atteintes mangent relativement peu dans la journée.

L'orthorexie et la dysmorphie musculaire (bigorexie)

La personne orthorexique est obsédée par la saine alimentation et évite les aliments qu'elle juge impurs ou mauvais pour sa santé. La planification, l'achat et la préparation des repas deviennent alors très compliqués et peuvent prendre une place démesurée dans sa vie. Bien que l'orthorexie ne soit pas encore officiellement reconnue dans le *DSM-5*, cette condition est de plus en plus documentée et observée en clinique.

La dysmorphie musculaire touche quant à elle davantage les hommes, particulièrement ceux qui sont adeptes du culturisme. Ces derniers entretiennent un désir obsessif de sculpter leur corps et de modifier leur apparence grâce au sport et à l'alimentation. Une distorsion de l'image corporelle est aussi présente. Ce n'est pas un trouble alimentaire, mais plutôt un trouble de l'image corporelle. Cependant, comme la personne atteinte de dysmorphie musculaire va avoir recours à une diète restrictive et à la pratique excessive d'activité physique pour modifier son corps, elle a sa place ici.

Enfin, contrairement à la croyance populaire, on ne peut pas savoir si une personne souffre d'un trouble alimentaire simplement en la regardant. Les troubles alimentaires ne font pas de discrimination : ils touchent les enfants, les adolescent.e.s tout comme les adultes, les personnes minces aussi bien que les personnes grosses, et ce, indépendamment de leur origine ethnique, de leur classe socio-économique, de leur identité ou de leur orientation sexuelle.

Les troubles alimentaires peuvent entraîner d'importants risques pour la santé et engendrer des complications médicales. Si vous ou l'un de vos proches pensez souffrir d'un trouble alimentaire, n'hésitez pas à aller chercher de l'aide. Le cas échéant, un suivi avec un.e ou des professionnel.le.s de la santé (médecin, diététiste-nutritionniste, psychologue ou psychothérapeute) ayant une expertise dans ce domaine est nécessaire afin d'obtenir un plan de traitement personnalisé et de cheminer vers la guérison.

En cas de doute, il existe des outils de dépistage disponibles sur le Web[25] pouvant vous aider à y voir plus clair.

Pour vous aider à vous situer un peu, vous trouverez à la page suivante un questionnaire[26] rapide pour découvrir quel type de mangeur vous êtes. Ce n'est pas un outil diagnostique, mais bien un outil de réflexion. Pour chaque question, notez votre réponse dans votre cahier de notes parmi les trois choix suivants :

---

25. *Binge Eating Scale* (BES), *Eating Attitude Test* (EAT-26), test de Bratman.
26. Inspiré et adapté du EAT-26 et du BES, des questionnaires de dépistage des troubles alimentaires.

A) **Ça me ressemble ! (Oui)**

B) **Je me reconnais un peu. (Parfois)**

C) **Je ne me reconnais pas. (Jamais ou très rarement)**

1. Je suis obsédé.e. par l'idée de prendre du poids ou de ne pas en perdre.
2. J'évite volontairement de manger quand j'ai faim.
3. Je suis préoccupé.e par la nourriture.
4. Je fais des excès alimentaires au cours desquels je suis incapable de m'arrêter.
5. Je suis conscient.e du contenu calorique de ce que je mange.
6. J'évite de manger les « 4 P » (pain, pâtes, patates, pâtisseries).
7. Je me sens coupable après avoir mangé.
8. J'ai l'impression que les aliments m'appellent du garde-manger.
9. Je suis préoccupé.e par le désir d'être plus mince.
10. Je me pèse souvent.
11. J'évite de manger du sucre.
12. J'évite de manger des aliments gras.
13. J'ai l'impression que la nourriture contrôle ma vie.

14. Je mange des aliments « diètes » ou « légers ».
15. Je consacre trop de temps et d'énergie à la nourriture.
16. J'aime que mon estomac soit vide.
17. Je me sens coupable après avoir mangé des sucreries ou de la malbouffe.
18. Je qualifie les aliments de « bons » ou de « mauvais ».
19. J'oscille entre des moments de « contrôle » et de « perte de contrôle » en ce qui concerne mon alimentation.
20. J'ai l'impression que je suis accro à certains aliments.
21. Je pense que certaines émotions me poussent à manger.
22. Il m'arrive souvent d'avoir très faim.
23. Je sors de table en ayant l'impression d'avoir trop mangé.
24. Je mange souvent sans avoir faim.
25. J'ai fait plusieurs régimes ou tentatives de perte de poids dans ma vie.
26. Il y a tellement de règles, de croyances et d'informations qui se bousculent dans ma tête que je ne sais plus quoi manger.

RÉSULTATS

Vous avez obtenu majoritairement des C, « Je ne me reconnais pas » ? Vous êtes probablement déjà du type mangeur intuitif.

Vous semblez avoir une relation saine avec les aliments et avec votre corps ! Pour vous, manger est un acte simple, dépourvu de règles et de culpabilité. Vous faites confiance à votre corps pour vous dire quand, quoi et combien manger. La nourriture est un aspect de votre quotidien qui ne génère ni détresse ni préoccupations excessives, et la culture des régimes ne vous affecte pas ou très peu. Vos comportements alimentaires sont relativement stables et ne vous inquiètent pas outre mesure.

Vous avez obtenu majoritairement des B, « Je me reconnais un peu » ? Vous êtes probablement du type mangeur un peu préoccupé.

Sans vivre de la détresse au quotidien, il vous arrive de sentir que les aliments exercent une certaine emprise sur vous. Vous marchez sur la corde raide du contrôle en espérant ne pas flancher. Améliorer votre relation aux aliments et laisser derrière vous la culture des régimes pourrait vous aider à vivre plus sereinement avec votre assiette et votre silhouette.

De plus, vous suivez certaines règles alimentaires qui vous dictent quoi, quand et combien manger, et vous vivez de la culpabilité lorsque vous les enfreignez. Il vous arrive de manger sans avoir faim ou de sentir que vous avez trop mangé. Vous avez également des pensées négatives à propos de votre corps. Ces comportements restent toutefois occasionnels. Vous êtes possiblement préoccupé vis-à-vis de votre poids, et vous songez à mettre en place diverses stratégies pour essayer de le contrôler.

Vous avez obtenu une majorité de A, « Ça me ressemble » ? Vous êtes du type mangeur préoccupé ou très préoccupé.

Vous avez sans doute des comportements alimentaires erratiques et une relation troublée avec votre corps et les aliments. Vous avez de la difficulté à reconnaître les signaux de faim et de satiété, puisque vous ne faites pas confiance à votre corps. D'ailleurs, il vous arrive souvent de manger sans avoir faim et de sentir que vous avez trop mangé. Étant donné que certaines émotions peuvent exacerber ces comportements, vous oscillez entre des périodes de contrôle et de perte de contrôle, sans trop savoir comment vous sortir de ce cercle vicieux. Vous ressentez souvent une grande culpabilité et de la honte. Finalement, vous avez l'impression que le combat avec les aliments est perdu d'avance.

Si vous pensez être atteint.e d'un trouble alimentaire, n'hésitez pas à aller chercher du soutien professionnel.

En conclusion, peu importe le type de mangeur que vous êtes, n'oubliez pas que c'est possible d'apprendre à manger plus intuitivement et plus sereinement !

Chapitre 4

LA SANTÉ ET LE POIDS

UNE CROYANCE À DÉMYSTIFIER

Est-ce qu'avoir un poids élevé est mauvais pour la santé ?

La réponse peut sembler simple, mais elle est loin de l'être… La santé est un concept complexe et multifactoriel et ne peut pas être réduite à un simple chiffre sur une balance. L'Organisation mondiale de la santé définit la santé comme un état complet de bien-être physique, mental et social, et non pas seulement comme une absence de maladie ou d'infirmité.

En d'autres mots, **on ne peut connaître l'état de santé de quelqu'un simplement en le regardant**.

Afin de mieux comprendre le lien entre le poids et la santé, il importe de bien cerner ce que les études scientifiques nous démontrent sur le sujet. En effet, les résultats qui nous sont présentés ont souvent des titres TRÈS sensationnalistes et peu nuancés, ce qui ne nous donne pas l'heure juste.

En réalité, les études ont des méthodologies variées, qui ont une incidence sur les conclusions tirées des résultats obtenus. Il y a d'abord la méthode sous forme d'observations. Sans intervenir directement, on questionne les participant.e.s sur leurs habitudes de vie, leurs comportements alimentaires ou leur état de santé, par exemple.

Ensuite, d'autres études seront davantage interventionnistes, soit en comparant des types d'alimentation ou en mesurant différents indicateurs de santé (la glycémie et le cholestérol sanguin, par exemple). Bien qu'il existe plusieurs études intéressantes en nutrition, la recherche ne nous permet pas, à ce jour, de faire un lien de causalité direct entre la perte de poids et l'amélioration de la santé.

« Corrélation » et « cause à effet » : quelle est la différence ?

Une corrélation est une relation entre deux variables, mais pour lesquelles il n'y a pas de preuve directe d'une causalité. Cela signifie qu'une variable peut être corrélée à une autre sans que l'une cause l'autre.

Par exemple : on peut affirmer qu'il y a une corrélation entre la consommation de fromage d'un individu et le risque qu'il meure entortillé dans ses draps. En revanche, il serait loufoque de dire qu'il pourrait mourir entortillé dans ses draps *parce qu*'il a mangé du fromage... En d'autres mots : l'un ne cause pas l'autre.

Une cause à effet (ou une causalité) est une relation entre deux variables, pour lesquelles un changement chez l'une provoque un changement chez l'autre. Il y a une preuve directe de cause.

Par exemple: l'exposition au soleil cause des coups de soleil.

Cette distinction entre les deux termes est importante lorsque nous interprétons les données des études sur la santé, particulièrement celles en lien avec le poids.

Plusieurs études montrent qu'avoir un poids élevé est lié à une augmentation du risque de développer des problèmes de santé, comme le diabète, l'hypertension, l'hypercholestérolémie etc. On parle d'un facteur de risque, donc d'une corrélation. Autrement dit, peu d'études montrent un lien de causalité direct.

D'autres facteurs peuvent avoir une incidence sur la santé, indépendamment du poids. Par exemple, on sait que la stigmatisation liée à celui-ci provoque une augmentation du stress et des comportements alimentaires néfastes. On sait aussi que les personnes grosses ont moins accès à des soins médicaux de qualité. Bref, la prudence est de mise dans l'interprétation des résultats de recherche et il faut se rappeler que « facteur de risque » ne signifie pas la même chose que « cause ».

L'idée ici n'est pas de nier que le poids et l'alimentation peuvent avoir une incidence sur la santé, mais bien de nuancer les propos habituellement véhiculés à ce sujet. Si l'on en croit le discours ambiant, un poids élevé est directement responsable de tous les maux. Ainsi, toutes les personnes minces seraient en bonne santé (ce qui n'est pas le cas), et toutes les personnes grosses seraient en mauvaise santé (ce qui n'est pas le cas non plus !).

Ainsi, lorsqu'on met trop l'accent sur le poids au nom de la santé, on en vient à nuire à cette dernière. Les répercussions négatives des régimes seront explorées plus en profondeur dans le chapitre 5.

Si améliorer votre santé est important pour vous, pourquoi ne pas miser sur de saines habitudes de vie qui ont fait leurs preuves et qui n'ont rien à voir avec la gestion du poids[27] ? En voici plusieurs exemples :

- Pratiquer de l'activité physique régulièrement.
- Adopter de bonnes habitudes de sommeil.
- Diminuer sa consommation d'alcool, de tabac et de drogue.
- Mieux gérer son stress.
- Cesser la pratique de jeux de hasard ou d'argent.
- Maintenir une bonne hygiène dentaire.
- Manger régulièrement et suffisamment.
- Varier son alimentation.
- Limiter le temps passé en position assise.
- Réduire son temps d'écran.
- Recevoir des soins de santé régulièrement.
- Prendre en main ses problèmes de santé mentale (dont la préoccupation excessive liée au poids et aux aliments).

27. Notez bien que : 1) la santé n'est pas une obligation morale et chacun.e peut choisir (ou non) de s'y attarder. 2) Certaines des solutions proposées ne seront pas accessibles à tous et à toutes, puisque la notion de privilège social peut rendre plus difficile l'accès à une variété d'aliments à un prix raisonnable ou l'accès à des soins médicaux, notamment.

- Cultiver des relations interpersonnelles harmonieuses et satisfaisantes.
- Bâtir un sentiment d'appartenance à une communauté.
- Exiger de bonnes conditions de travail (salaire adéquat, environnement sécuritaire, etc.).
- Nourrir une estime de soi positive.

PISTES DE RÉFLEXION

Prenez quelques minutes pour dresser une liste des saines habitudes de vie sur lesquelles vous aimeriez vous attarder parmi celles énumérées ci-haut.

Ensuite, priorisez-en une ou deux, puis réfléchissez aux moyens que vous pourriez mettre en place pour les améliorer. Lorsque vous y serez parvenu.e, choisissez deux autres habitudes que vous souhaitez modifier, et ainsi de suite. Un pas à la fois!

POIDS D'ÉQUILIBRE *VERSUS* POIDS DÉSIRÉ

Quand on désire perdre du poids, on a souvent un objectif précis en tête. Parfois cet objectif évolue, mais il reste qu'on imagine souvent un «poids bonheur». On entretient le fantasme qu'une fois ce poids atteint, notre vie ne rimera plus qu'avec bien-être, succès, liberté, santé, et le plaisir de renouer avec certains styles vestimentaires. C'est notre **poids désiré**.

À première vue, il est vrai qu'on peut se sentir mieux temporairement lorsqu'on atteint notre objectif ou qu'on s'en approche. Cependant, ce sentiment est souvent de courte durée. Laisser aller le fantasme du poids désiré est une étape importante pour faire la paix avec les aliments et le corps, et les bienfaits sont perceptibles à long terme.

PISTES DE RÉFLEXION

Existe-t-il dans votre tête un « idéal » de poids à atteindre ? Si oui, y êtes-vous déjà parvenu dans votre vie ? Comment et à quel moment ? Sous quelles conditions ?

Est-il possible que votre poids désiré ne soit pas votre poids naturel ou votre poids d'équilibre ?

La notion de **poids d'équilibre** (aussi appelé **poids naturel** ou **poids génétique**) prend en considération les différents facteurs qui ont une influence sur le poids et n'est aucunement liée à l'indice de masse corporelle (IMC). Notre poids est en grande partie déterminé génétiquement, tout comme le sont notre taille à l'âge adulte et la couleur de nos yeux. De même, le poids d'équilibre est généralement assez stable chez quelqu'un qui ne fait pas de régime, qui n'apporte pas de changements majeurs dans ses habitudes de vie ou dont l'état de santé se maintient. L'environnement et certaines circonstances peuvent altérer le potentiel génétique. Prenons l'exemple d'un enfant qui a le potentiel génétique de mesurer 1,80 m à l'âge adulte. Si ce dernier vit une période de famine prolongée ou s'il contracte certaines maladies, il est possible qu'il n'atteigne pas exactement la taille anticipée, eût-il grandi dans des conditions optimales. Dans le même ordre d'idées, des régimes ou des comportements restrictifs répétés peuvent avoir une incidence à la hausse sur le poids d'équilibre d'un individu. Ce principe sera expliqué davantage dans le chapitre 5.

Ce qu'il faut savoir, c'est que le corps se bat pour maintenir le plus possible son poids dans sa « fourchette d'équilibre ». On dit « fourchette », car le corps se permet une certaine latitude et il serait irréaliste de croire que notre poids puisse toujours être stable au kilo près.

Afin d'illustrer le concept du poids d'équilibre, on compare souvent ce dernier à une bouée qui flotte sur la mer. Il peut y avoir de petites vagues (un voyage, des festivités, un changement dans le niveau d'activité physique) qui font monter ou descendre la bouée doucement, tout comme il peut y avoir une tempête (une maladie chronique, par exemple) qui amène la bouée à faire des montées et des descentes vertigineuses. Dans les deux cas, la ligne d'horizon (qui reste toujours la même) représente le retour à l'équilibre, une fois la tempête passée. N'oublions pas que le poids augmente aussi avec l'âge et que la composition corporelle change.

En réalité, nous avons peu de contrôle sur notre poids d'équilibre, car il est déterminé et maintenu par le système nerveux autonome, qui lui est régulé par une multitude de mécanismes hormonaux et physiologiques.

Maintenant, reprenons l'analogie de la bouée pour décrire l'effet des régimes sur le poids.

Si l'on veut faire descendre la bouée sous le niveau de l'eau, il faut exercer une pression. Plus nous voulons qu'elle s'enfonce profondément, plus la pression exercée devra être forte. Si nous laissons aller la bouée, elle remontera rapidement au-dessus du niveau de la mer pour ensuite venir se stabiliser à sa surface. Plus la bouée est maintenue en profondeur, plus elle fera un grand bond hors de l'eau lorsqu'elle sera relâchée.

Par conséquent, plus vous forcez votre corps à perdre du poids, plus la pression pour maintenir ce poids sous votre poids d'équilibre devra être grande. C'est fatigant et peu réaliste à long terme. Lorsque vous ne pourrez plus soutenir cette pression (un jeûne ou un régime, par exemple), votre poids remontera en flèche jusqu'à dépasser votre poids d'origine.

Enfin, on sait aussi que les régimes ont des répercussions non seulement sur le métabolisme, mais aussi sur les hormones de régulation de la faim, de la satiété, de l'insuline, de la création de cellules adipeuses, etc. Ainsi, il arrive qu'une trop forte pression contribue à augmenter le nouveau poids d'équilibre. **On modifie donc notre poids naturel à la hausse à force de faire des régimes.** Nous verrons plus en détail l'effet des régimes sur le métabolisme dans le chapitre 5.

Qu'est-ce que le métabolisme?

Le métabolisme représente la quantité d'énergie totale requise par le corps pour répondre à ses besoins et bien fonctionner. Cette énergie est mesurée en kcals.

D'une part, il y a ce qu'on appelle le **métabolisme de base**, soit l'énergie nécessaire pour soutenir les fonctions vitales de notre corps. Imaginons qu'une personne reste couchée toute la journée sans bouger le petit doigt: son corps utilisera quand même de l'énergie pour assurer la respiration, régénérer les tissus (dont les muscles), synthétiser les hormones, faire battre le cœur, stabiliser la température, etc. Pour la majorité des gens, le métabolisme de base représente 60 à 75%[28] de l'énergie totale dépensée dans une journée.

28. DONAHOO, William T., *et al.* «Variability in energy expenditure and its components», *Current Opinion in Clinical Nutrition and Metabolic Care*, vol. 7, nº 6, 2004, p. 599-605.

D'autre part, il y a le **métabolisme actif**, soit l'énergie requise pour vaquer aux activités quotidiennes. C'est elle qui nous permet notamment de cuisiner, de nous habiller, d'effectuer des tâches ménagères et de nous déplacer. C'est aussi l'énergie utilisée lors d'activités physiques sportives de courte ou de longue durée.

Finalement, il y a l'énergie nécessaire à la digestion, qu'on appelle **thermogénèse des aliments**. Elle représente environ 10 à 15 %[29] de l'énergie totale utilisée par le corps.

Ce qu'il importe de retenir, c'est que notre corps sait exactement de quelle quantité d'énergie il a besoin quotidiennement. Il envoie donc des signaux de faim en fonction de ses besoins. Si ceux-ci augmentent, par exemple dans le cas d'une personne qui recommence à marcher pour se rendre au travail, la faim sera plus grande. Au contraire, si cette dernière se blesse et doit rester alitée, la faim s'ajustera à la baisse.

Depuis l'ère moderne, l'humain ne mange plus en fonction de sa faim, mais plutôt en fonction de facteurs externes comme l'heure, le moment de la journée, un plan alimentaire, une habitude, etc.

Au cours d'une démarche visant à faire la paix avec les aliments et avec son corps, il est normal de constater des fluctuations de poids. Cela peut prendre un certain temps, mais le poids finira par se stabiliser.

29. DONAHOO, William T., *et al. Op. cit.*

Comment savoir si nous avons atteint notre poids d'équilibre ? Lorsque nous mangeons en respectant les besoins de notre corps, lorsque nous adoptons un niveau d'activité physique qui nous convient et que nous parvenons à soutenir, mais aussi lorsque notre poids est relativement stable depuis plusieurs mois, voire plusieurs années, c'est que nous y sommes finalement.

L'INDICE DE MASSE CORPORELLE : MES RAISONS DE LE DÉTESTER

C'est le statisticien belge Lambert Adolphe Jacques Quetelet qui a inventé l'IMC au début du XIXe siècle pour étudier ce qu'il appelait « l'homme moyen en situation socialement idéale ». En d'autres mots, ses recherches portaient sur l'homme blanc riche.

L'IMC se calcule en faisant un ratio entre le poids et la taille : IMC = poids (kg)/taille^2 (m). Bien qu'au départ il ait été créé comme outil de mesure populationnel, de nos jours, on l'utilise à des fins médicales. Selon le résultat obtenu, les individus sont classés dans des catégories bien définies allant de « poids insuffisant » à « poids santé », en passant par « embonpoint » et différentes classes d'« obésité ».

Ces catégories, dont les seuils d'intervalle sont fixes, ont été déterminées arbitrairement. Il est surprenant de voir qu'une simple fluctuation d'un kilo fait passer une personne d'une catégorie à une autre. Autrement dit, on peut avoir un « poids santé » une journée et faire de l'« embonpoint » le lendemain…

Aussi, l'IMC ne nous donne aucune information sur la composition corporelle d'une personne, son âge, ses habitudes de vie, ses origines ethniques, sa génétique… des facteurs qui ont une incidence réelle sur la santé.

Pour toutes ces raisons, il me semble réducteur et simpliste de se baser sur une formule mathématique (qui n'a pas été créée dans ce but) afin de déterminer le poids « théoriquement acceptable » d'une personne en bonne santé.

PERDRE DU POIDS, CE N'EST PAS SI SIMPLE !

Saviez-vous que pas moins d'une quarantaine de facteurs ont une influence sur notre poids et que très peu d'entre eux relèvent de notre contrôle ? Ce que l'on mange et l'activité physique ne comptent que pour deux de ces facteurs ! En plus d'être beaucoup trop simpliste, la formule proposée par les régimes – qui consiste à manger moins et à bouger plus – néglige complètement les déterminants socio-économiques et biologiques de la personne. Ce tableau l'illustre bien :

Déterminants du poids

Aspects biologiques

- Hérédité
- Hormones
- Histoire de régimes
- Histoire de pénurie alimentaire
- Médication
- Histoire médicale
- Perturbations du métabolisme à la suite de régimes
- Sexe
- Âge
- Origine ethnique
- Croissance

Aspects personnels

- Perfectionnisme
- Préoccupations à l'égard du poids
- Estime de soi
- Image corporelle
- Gestion du stress
- Régulation des émotions
- Expériences personnelles : événements divers, traumas, stigmatisation liée au poids, etc.
- Santé mentale
- Troubles alimentaires

Déterminants du poids

Habitudes de vie

- Habitudes alimentaires : contexte des repas, choix des aliments (variété, quantité, disponibilité), attitude à l'égard de la nourriture, importance attribuée à l'alimentation
- Mouvement : mode de vie, importance accordée à l'activité physique, fréquence, type, intensité, temps disponible, types de déplacements accessibles
- Préoccupations à l'égard du poids : pression ressentie, histoire de tentatives de contrôle du poids, grossophobie
- Loisirs : fréquence, type, temps d'écran
- Dynamique familiale : soutien social et affectif, présence ou non de la culture des régimes, valeurs familiales
- Sommeil
- Tabagisme

Aspects socioculturels

- Normes de beauté
- Type de travail
- Environnement alimentaire et accessibilité
- Moyen de transport
- Statut socio-économique
- Réseau social
- Soutien social
- Pression des pairs
- Politiques de santé publique en place
- Culture de la minceur
- Préjugés et stigmatisation

Les études démontrent que 50 à 75 %[30] de la différence de poids entre deux individus s'explique par des différences génétiques. Nos gènes influencent directement nos comportements alimentaires, la régulation du tissu adipeux et du stockage du gras, la régulation de l'activité physique spontanée ou involontaire (de l'agitation nerveuse, par exemple) et la quantité d'énergie nécessaire pour digérer et absorber les aliments. Plus de 60 protéines différentes ayant une incidence sur la régulation du poids se trouvent dans le cerveau[31].

Le pourcentage restant est attribuable aux variables de l'âge, d'une grossesse, de l'activité physique, du sommeil, du stress, de l'alimentation, des maladies, de l'environnement physique, alimentaire, familial et social, du microbiote, de l'historique des régimes, de la prise de médication, des événements *in utero*, des perturbateurs endocriniens, etc. Certaines hormones influencent aussi le métabolisme et, par le fait même, la faim et la satiété et le poids. Sans parler de leur effet sur notre gestion des émotions... 😉

Ainsi, les probabilités pour une personne d'atteindre et de maintenir un poids inférieur à son poids d'équilibre sont très faibles.

Bref, à la lumière de tous ces facteurs, on peut en conclure que la gestion du poids n'est pas qu'une simple question de volonté !

---

30. MCPHERSON, Ruth. « Genetic contributors to obesity », *The Canadian Journal of Cardiology*, vol. 23, suppl. A, 2007, 23A-27A.
31. GAGNON, Eloi, *et al.* « Genetic control of body weight by the human brain proteome », *iScience*, vol. 26, n° 4, 2023, p. 1-13.

Chapitre 5

LES CONSÉQUENCES DES RÉGIMES DANS VOTRE VIE

« Quand un régime est infructueux, je vis un sentiment d'échec et d'impuissance. »

« J'ai souvent eu l'impression de ne pas être "assez", même quand mon corps correspondait "enfin" aux standards. »

« À force de me restreindre, j'ai développé un autre problème encore plus grave... la compulsion alimentaire. »

« Je ne me sens jamais assez belle, assez correcte. »

« Quand je pense avoir trop mangé dans ma journée, le soir venu, je repasse dans ma tête les quantités de nourriture ingérées, soit pour me dire ensuite que demain, je ferai mieux, soit pour me dire que finalement, j'ai mangé raisonnablement. C'est de la pollution mentale, pour moi. »

« Plus de trente ans de relation totalement malsaine avec la nourriture, de découragement et de perte d'estime ; trente ans à faire le yoyo avec mon poids et à changer de garde-robe chaque fois. »

« Je me sens coupable et gêné d'aimer manger. »

« La culture des régimes me fait croire que, plus tard, je serai assez présentable pour aller me baigner, avoir des activités sociales et rencontrer un.e partenaire. En attendant, je culpabilise chaque fois que je prends une bouchée de trop. »

« La vie de couple ? Je n'y crois plus… Personne ne voudra de moi, je suis gros. »

« En amour, j'ai beaucoup souffert, parce que je croyais que c'était tout ce que je pouvais me permettre... Une relation avec un narcissique, de l'abus mental et sexuel... »

« Par manque d'estime, je n'ai pas suivi mon envie de m'impliquer dans l'équipe sportive, au secondaire. J'ai passé à côté de plusieurs beaux moments. Vingt-cinq ans plus tard, je l'ai encore sur le cœur. »

« À la préadolescence et à l'adolescence, chaque fois que je soufflais les chandelles sur mon gâteau d'anniversaire, je faisais le vœu d'être mince... Chaque étoile filante était aussi propice à ce souhait. »

« La culture des régimes m'a privée d'un regard doux et bienveillant sur mon corps pendant tant d'années ! On m'a fait croire que ce n'était pas possible de conjuguer santé et rondeur. Pourtant, je suis en bonne santé. J'ai perdu un temps précieux à cacher mon corps, à me restreindre au lieu de mordre dans la vie, à éviter de nouveaux sports, à m'abstenir de nouvelles rencontres. On m'a fait croire que je ne pourrais m'épanouir dans la vie qu'à condition de perdre du poids. Enfin libérée de cette croyance grâce à votre aide, je vous serai éternellement reconnaissante ! »

LES RÉGIMES SONT CHRONOPHAGES

Le mot « chronophage » signifie : « qui demande beaucoup de temps ».

La plupart de mes client.e.s ne réalisent pas le temps perdu à penser à la nourriture et à leur corps. Dans son livre[32], l'autrice Christy Harrison parle des régimes comme des « voleurs de vie ». Je me souviens d'avoir passé des journées entières à annoter toutes les recettes de mes livres et revues de cuisine pour pouvoir visualiser en un coup d'œil leurs kcals et leurs points (en lien avec le régime que je suivais à ce moment-là). Les valeurs nutritionnelles, elles ? Aucun intérêt pour moi, à l'époque.

J'ai perdu un temps fou dans les allées d'épicerie à choisir l'aliment le moins « engraissant » et à cuisiner des recettes allégées. J'ai dû me rendre à l'évidence : un muffin sans gras, sans sucre et sans gluten est souvent sans intérêt. Je pouvais passer des heures à m'habiller le matin, à planifier mes repas, à faire de l'activité physique sans plaisir et j'en passe.

---

32. HARRISON, Christy. *Op. cit.*

EXERCICE[33]

Pendant une journée complète, notez sur une feuille le nombre de fois où vous avez ce genre de pensées. Vous pouvez aussi utiliser un logiciel de gestion de temps pour vous aider.

Au lever

Mettriez-vous votre cadran à la même heure si vous étiez moins préoccupé.e par la gestion de votre poids et de la nourriture? Pensez-vous à vous peser dès que vous ouvrez les yeux? Passez-vous beaucoup de temps à choisir vos vêtements? À planifier et à préparer vos repas de la journée? À calculer, peser, mesurer et noter les aliments?

Au repas du midi

Si vous n'avez pas votre lunch, passez-vous un temps fou à choisir où vous allez manger? À la cafétéria ou au restaurant, parcourez-vous le menu à la recherche du plat le plus léger ou faites-vous plutôt vos choix en fonction de vos goûts, de vos envies? Passez-vous le repas à penser à ce que vous ne devriez pas manger ou à ce que vous avez envie de manger à la place? Êtes-vous perdu.e dans vos pensées ou êtes-vous en mesure de suivre les conversations?

Suite à la page suivante ▶

33. Inspiré d'un exercice intitulé «Et si je cessais d'y penser? Réflexion sur l'importance accordée à l'apparence», proposé par l'organisme Équilibre lors de la Journée internationale sans maquillage.

À la pause de l'après-midi

Mangez-vous une collation ou tentez-vous d'ignorer votre faim pour contrôler votre poids ? Avez-vous de la difficulté à vous concentrer sur vos tâches parce que les pensées liées à la nourriture sont envahissantes ?

En soirée

Passez-vous des heures à faire du sport dans l'objectif de brûler des kcals ? Feriez-vous les mêmes choix d'activités sportives si le désir de perte de poids n'était pas présent ?

Pendant le repas, mangez-vous à votre faim ou avez-vous plutôt la sensation de perdre le contrôle ? Avez-vous l'impression de passer trop ou pas assez de temps à préparer le repas ? Est-ce que vous mangez la même chose que le reste de la famille ?

Vous informez-vous (sur le Web, les médias sociaux, dans des livres ou à la télé) des manières de contrôler votre poids ou votre alimentation ? Comment cela affecte-t-il votre humeur et la manière dont vous vous percevez ?

Au coucher

À quoi pensez-vous avant de vous endormir ? Faites-vous le bilan calorique de votre journée ? Planifiez-vous vos repas du lendemain ?

Autres moments de la journée

Combien de temps passez-vous :

- à planifier les menus, lire les étiquettes, faire l'épicerie ?

- à parler des régimes ou de votre poids ?
- à appréhender des sorties ou des événements ?
- à combattre vos envies de manger ?
- à trouver des stratégies pour éviter de manger ?

Est-ce que les pensées liées à votre poids ou à la nourriture surviennent à des moments inopportuns (par exemple, pendant que vous discutez avec vos enfants ou votre conjoint.e, lors d'une activité avec des ami.e.s, durant vos heures de travail, lors de moments d'intimité, lorsque vous visionnez un film, dans votre douche le matin, etc.) ?

Maintenant que vous avez fait l'exercice de tout noter, que ressort-il de cette journée type ? Avez-vous pensé un peu, moyennement ou beaucoup à la nourriture et à votre corps ?

Selon vous, est-ce la manière la plus productive ou satisfaisante d'utiliser votre temps ?

LES RÉGIMES FONT PRENDRE DU POIDS

Je côtoie tous les jours des personnes formidables qui me racontent leur combat avec leur poids. Certaines ont des histoires qui datent de l'enfance, d'autres, plus récentes. Pourtant, toutes ont un point en commun : elles se culpabilisent et se dénigrent parce qu'elles considèrent ne pas avoir la volonté nécessaire pour se restreindre suffisamment longtemps dans le but de perdre du poids.

À ce stade de votre lecture, vous avez compris que les régimes, de par leur formule restrictive, sont voués à l'échec et que la volonté n'a rien à y voir.

Afin de tourner le dos pour de bon à la culture des régimes, il est aidant de comprendre la chronologie des événements ayant influencé notre corps et notre poids au fil des années. Cette réflexion vient confirmer que les régimes ne fonctionnent pas, nous incite à laisser tomber l'illusion que nous finirons par en trouver un qui donnera des résultats, et nous permet d'aller de l'avant, d'amorcer le processus de guérison.

EXERCICE[34]

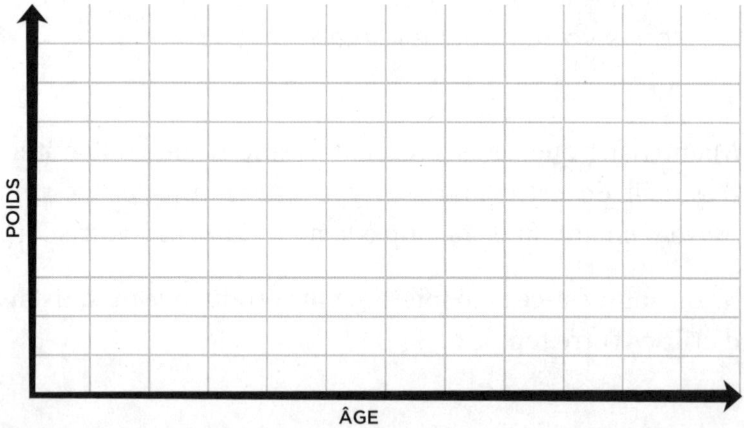

Si vous le souhaitez, reproduisez le graphique ci-dessus sur une feuille quadrillée pour déterminer l'évolution de votre poids au fil des années. Les valeurs ne doivent pas nécessairement être parfaitement exactes; fiez-vous à vos souvenirs pour tracer une courbe approximative.

34. Inspiré d'ARBOUR, Geneviève, et PETITPAS, Judith. *Lundi, je ne me mets plus au régime!*, Montréal, Éditions La Semaine, 2018, 126 p.

Ensuite, sur votre courbe, inscrivez tous les régimes, méthodes amaigrissantes ou tentatives de perte de poids que vous avez entrepris.

- Quelles sont vos réflexions en regardant cette courbe ?
- Quel a été votre poids le plus élevé et quel âge aviez-vous ?
- Quel a été votre poids le plus bas et quel âge aviez-vous ?
- Y a-t-il un poids que vous avez maintenu assez longtemps sans être au régime et sans faire de sport de manière excessive ?
- Quand avez-vous commencé à être préoccupé.e par votre poids ?
- Y a-t-il des événements qui ont influencé votre poids ? Certaines émotions ?
- Si vous avez des compulsions, quand ont-elles commencé ?
- Est-ce que vos comportements alimentaires ont évolué au cours de votre vie ? Si oui, de quelle manière ?
- Qu'avez-vous essayé de faire jusqu'à présent pour améliorer vos comportements alimentaires ? Pour être mieux dans votre corps ?
- Quels ont été les résultats de ces démarches ? Qu'est-ce qui a fonctionné ? Qu'est-ce qui n'a pas fonctionné ?

L'ANALOGIE DU BUDGET

Un des effets bien connus des régimes sur notre corps est celui de mener à une prise de poids graduelle. Dans l'exercice précédent, il est probable que votre graphique présente une courbe ascendante, au fil du temps. Pour comprendre le mécanisme derrière ce phénomène, faisons le parallèle avec un budget, celui de Marie.

Marie a un emploi qui lui permet de gagner un salaire de 2 500 $ par mois. Ses dépenses mensuelles s'élèvent aussi à 2 500 $. De plus, Marie possède un compte d'épargne où elle a placé l'argent reçu en héritage de sa grand-mère, il y a quelques années. C'est son petit coussin en cas d'urgence!

Un jour, le patron de Marie l'appelle dans son bureau pour lui expliquer que les revenus de l'entreprise ont diminué et qu'il doit malheureusement réduire son salaire à 2 000 $ par mois. Il ne sait pas pendant combien de temps, mais il lui assure que son salaire actuel sera rétabli dès que les choses reviendront à la normale. Marie est une optimiste, alors elle décide de ne pas modifier son rythme de vie pour le moment, puisant les 500 $ mensuels manquants dans ses épargnes.

Par contre, au bout de trois mois, elle commence à s'apercevoir que son coussin fond à vue d'œil. Elle se dit que si ça continue, elle n'aura plus rien d'ici quelques mois. Elle décide donc de réduire ses dépenses. Elle coupe dans ses sorties au restaurant, vend sa voiture et se serre la ceinture. Elle y arrive! C'est difficile, mais encore viable.

Deux mois passent, puis son patron lui annonce une autre mauvaise nouvelle: il doit diminuer de nouveau son salaire, cette fois à 1 500 $ par mois, pour une durée indéterminée. Ne se laissant pas démonter, Marie va puiser la différence dans ses épargnes, mais rapidement, elle doit prendre les grands moyens pour réduire ses dépenses. Elle déménage en colocation, ne fait plus aucune sortie et ne se permet aucun extra à l'épicerie. Cette fois encore, elle y parvient!

Puis, le vent tourne: son patron lui apprend qu'il peut lui redonner son salaire d'origine, c'est-à-dire 2 500 $ par mois.

Que va faire Marie? Va-t-elle tout de suite dépenser l'argent excédentaire en s'achetant une voiture et en déménageant? Non. Elle va plutôt mettre une partie de cet argent de côté pour garnir son compte d'épargne en prévision d'une autre période difficile.

Notre corps fonctionne de la même manière. Si nous coupons radicalement dans les kcals consommées en faisant un régime ou en nous restreignant, il ira puiser dans nos réserves de tissus adipeux (son coussin). Mais si la restriction perdure, il va mettre en branle une série de mécanismes pour réduire ses dépenses, car il ne veut pas utiliser toutes ses précieuses réserves. Celles-ci nous permettent de survivre en cas de pénurie alimentaire. Notre corps ira alors puiser son énergie non seulement dans les tissus adipeux, mais aussi dans les muscles, parce que ces derniers étant très énergivores, ils exigent beaucoup de kcals pour être entretenus. Il peut aussi diminuer l'énergie allouée au système immunitaire, ou à la régénérescence des tissus.

Dans plusieurs régimes, c'est à ce moment que la perte de poids stagne. On atteint le fameux «plateau». Quel est donc le réflexe le plus courant quand la perte de poids s'arrête? Couper encore plus l'apport nutritionnel. Le corps va recommencer à puiser dans ses réserves de gras au début, pour ensuite s'adapter et diminuer ses dépenses caloriques. À ce stade, il tombe en mode survie. Certaines personnes perdent leurs cheveux, ont une digestion ralentie, ou sont moins tolérantes au froid. On peut aussi remarquer une diminution de la synthèse des hormones, ce qui peut provoquer un arrêt des menstruations. Notre corps ne veut surtout pas rester dans cet état. Il va donc déclencher différentes réactions physiologiques et psychologiques pour nous pousser à nous alimenter, comme envoyer des hormones pour augmenter la sensation de faim ou nous faire de plus en plus penser à différents aliments. Cela va devenir une préoccupation de tous les instants et éventuellement, on se remet à manger. Ce ne sera pas à cause d'un manque de volonté, mais simplement parce que notre corps veut survivre.

Cependant, tout comme Marie, notre corps ne se remettra pas tout de suite à dépenser son énergie. Il va d'abord renflouer ses réserves pour faire face à la prochaine pénurie. Après tout, il ne sait pas combien de temps cet accès à la nourriture va durer… Si l'apport est suffisant pendant un certain temps, alors il reviendra tranquillement à une dépense énergétique plus normale.

Toutefois, si la restriction calorique a été importante, de longue durée ou répétitive (ce qui est le cas pour ceux et celles qui font des régimes en série), le corps peine à revenir à son métabolisme initial. Ce mécanisme s'appelle : l'adaptation métabolique à la restriction.

D'ailleurs, une étude[35] visant à évaluer les effets de la perte de poids draconienne chez les participant.e.s à l'émission américaine *The Biggest Loser* a montré une diminution métabolique importante (500 kcals en moyenne par personne) à la fin de l'émission. Malgré une reprise de poids significative, ce ralentissement métabolique était encore présent jusqu'à six ans plus tard, puisque leur masse musculaire n'était pas revenue au même niveau qu'avant la compétition. Fait intéressant, leur glycémie était plus élevée qu'avant de participer à l'émission.

Si toutes ces nouvelles informations vous fâchent, c'est normal… Plusieurs de mes client.e.s ressentent de la colère et de la tristesse en apprenant que les régimes ont potentiellement

35. FOTHERGILL, Erin, *et al.* « Persistent metabolic adaptation 6 years after "The Biggest Loser competition" », *Obesity*, vol. 24, nº 8, 2016, p. 1612-1619.

affecté de manière irréversible leur métabolisme, mais aussi un soulagement en comprenant d'où provient la reprise du poids. Même si on peut s'en vouloir d'être tombé.e dans le piège, d'avoir fait souffrir inutilement notre corps et d'avoir cru à toutes les promesses faites par l'industrie de l'amaigrissement, je vous invite à vous pardonner de ne pas avoir réussi l'impossible. Dirigez plutôt votre colère vers la vraie coupable : la culture des régimes. La guérison passe en partie par la dénonciation des pratiques de cette industrie qui, en affirmant « vouloir notre bien », fait exactement le contraire.

> *« J'ai finalement compris que, si on avait laissé les personnes grosses tranquilles, il y aurait beaucoup moins d'obésité aujourd'hui... Ce sont les régimes qui m'ont rendue obèse. »*

LES RÉGIMES MÈNENT À L'OBSESSION ET AUX COMPULSIONS

Pour illustrer les effets de la restriction calorique, une étude[36] faite en 1944 par un chercheur nommé Ancel Keys est souvent citée. L'étude portait sur trente-six jeunes hommes (ils s'étaient inscrits pour éviter le service militaire !) en bonne condition physique et psychologique. Les principaux objectifs consistaient à observer les effets d'une restriction alimentaire extrême (famine) et à trouver des stratégies sécuritaires pour les réalimenter. Pendant la première phase de l'étude, les hommes mangeaient comme à l'habitude. Les chercheurs observaient

---

36. KEYS, Ancel, *et al. The biology of human starvation*, vol. 1-2, Minneapolis, University of Minnesota Press, 796 p.

leur personnalité, leurs comportements, leurs habitudes alimentaires, etc.

Ensuite, ils ont été soumis à une période de restriction calorique durant six mois (bref, on les a mis au régime). On leur donnait environ la moitié (soit 1 570 kcals par jour) de ce qu'ils mangeaient habituellement. Ils ont perdu en moyenne 25 % de leur poids. Malgré des restrictions équivalentes, la perte de poids n'a pas été la même pour tous : certains ont maigri plus que d'autres.

Cependant, tous les participants ont noté une augmentation de leur faim et de leur préoccupation face à la nourriture. Alors qu'ils n'avaient que peu d'intérêt pour la cuisine avant l'étude, les livres de recettes ont fini par prendre une place importante dans leur vie (certains sont même devenus chefs cuisiniers par la suite) ; la nourriture était désormais au centre de leurs discussions. Les participants commençaient même à en rêver et affirmaient être carrément obsédés. Cette préoccupation pour la nourriture minait leur concentration pour les tâches quotidiennes. Une diminution de leur libido a également été observée, ainsi qu'une augmentation des sautes d'humeur.

Leurs comportements alimentaires ont aussi changé : certains mangeaient à toute vitesse et enfreignaient les règles de l'étude pour manger en cachette des bonbons ou d'autres aliments qui leur tombaient sous la main. D'autres s'isolaient pour manger et ont développé des rituels entourant le moment des repas.

En outre, les changements physiques suivants ont été recensés : inconforts gastro-intestinaux, perte de cheveux, réduction de la résistance au froid, troubles de la vue, troubles auditifs (acouphène), baisse de la température corporelle, du rythme cardiaque et du rythme respiratoire, perte de tonus musculaire.

Leur métabolisme de base a diminué de 40 % en moyenne, ce qui signifie que leur corps s'est adapté à cette « famine » en utilisant moins de carburant pour se maintenir en fonction.

Lors des trois premiers mois de réalimentation, les attitudes et les comportements alimentaires adoptés pendant la restriction ont perduré. Les participants mangeaient fréquemment et beaucoup, souvent jusqu'à se sentir mal.

Ce n'est qu'après huit mois de réalimentation que la plupart des participants ont vu leurs comportements alimentaires revenir à la normale.

Cette étude fait ressortir à quel point les régimes et la restriction calorique sont à la base de plusieurs comportements que l'on voit apparaître chez des personnes ayant une relation troublée avec les aliments.

EXERCICE

> Si quelqu'un vous disait qu'en prenant un médicament, vous auriez 10 % de chances d'aller mieux, mais 90 % de chances que ça ne fonctionne pas, voire que votre situation se détériore à cause des nombreux effets secondaires, accepteriez-vous de le prendre ?
>
> Je pense que si nous approchions les méthodes amaigrissantes de la même façon que nous abordons la prise d'un médicament, nous serions beaucoup plus critiques face à cette industrie.
>
> Au chapitre 3, vous avez découvert quel type de mangeur ou mangeuse vous êtes. Poussons la réflexion un peu plus loin afin de vous permettre de

Suite à la page suivante ▶

prendre conscience des effets directs des régimes dans votre vie.

En m'inspirant d'Evelyne Tribole et d'Elyse Resch[37], j'ai rédigé une liste (non exhaustive) des conséquences physiques, sociales, psychologiques et comportementales des régimes. Les causes peuvent être multifactorielles, mais le yoyo et les régimes sont assurément des facteurs de risque connus de plusieurs des conséquences listées plus bas.

Notez celles que vous vivez ou que vous avez déjà vécues.

Conséquences physiques

- J'ai pris du poids.
- J'ai possiblement contribué à ralentir mon métabolisme de base.
- J'ai des rages de sucre.
- Je ne reconnais plus mes signaux de faim et de satiété.
- J'ai toujours faim.
- Je suis toujours fatigué.e.
- J'ai souvent froid.
- J'ai perdu de la masse musculaire.

---

37. TRIBOLE, Evelyn, et RESCH, Elyse. *The intuitive eating workbook: Ten principles for nourishing a healthy relationship with food*, Oakland, New Harbinger Publications, 2017, 244 p.

- Je n'ai plus de libido.
- J'ai souvent des inconforts gastro-intestinaux.
- Je suis souvent malade (rhume, gastro, grippe, etc.).
- Je perds mes cheveux.
- J'ai un cycle menstruel irrégulier ou je n'ai plus mes règles.
- J'ai une carence (en fer, par exemple).
- Je fais de l'ostéoporose.
- J'ai des symptômes d'hypoglycémie.
- J'ai des étourdissements.
- J'ai des éruptions cutanées (plaques rouges, taches, bosses, etc.).
- J'ai souvent des maux de tête.
- J'ai régulièrement des crampes musculaires.
- J'ai développé une maladie chronique (hypertension, hypercholestérolémie, diabète de type 2, etc.).
- Autres

Conséquences sociales

- Je ne mange pas la même chose que les autres.
- Je compare mon assiette à celle des autres.

Suite à la page suivante ▶

- J'ai peur de ce que les autres vont penser en voyant ce que je mange.
- Je mange en cachette.
- J'ai peur de ce que les autres vont penser de mon corps.
- J'essaie de manger la même chose et les mêmes quantités que les autres, même si cela ne correspond pas à mes besoins.
- J'évite les sorties où il y a de la nourriture.
- J'évite les sorties où je dois dévoiler mon corps.
- J'angoisse quand je vais au restaurant. Je regarde le menu à l'avance ou je refuse l'invitation.
- J'évite de manger en public.
- Je m'isole.
- En compagnie des autres, je suis distrait.e par mes pensées liées à la nourriture.
- J'ai peur que mes enfants développent une relation malsaine avec leur corps et les aliments.
- Ma relation avec les aliments et mon corps nuit à mes interactions amicales, familiales et professionnelles.
- Je m'oblige à faire de l'activité physique, même si je suis malade ou blessé.e.
- Autres

Conséquences psychologiques

- Je suis préoccupé.e par ce que je mange et cela occupe mes pensées.

- Je m'impose beaucoup de règles alimentaires.
- Je compte les calories, les glucides ou tout autre aspect de mon alimentation.
- Je vois les aliments comme étant bons ou mauvais.
- Je me sens coupable si je mange un aliment que je considère comme mauvais.
- J'ai des sautes d'humeur, je suis irritable.
- J'ai honte de mon corps et de mes comportements.
- Je me sens impuissant.e face à mes comportements.
- J'ai peu d'estime personnelle.
- J'ai peur d'avoir faim.
- J'ai peur de trop manger.
- Je ne fais pas confiance à mon corps.
- J'ai peur de ne plus m'arrêter si je recommence à manger des aliments interdits.
- J'ai des fantasmes à propos de certains aliments.
- Je suis préoccupé.e par ce que je peux ou ne peux pas manger.
- J'ai l'impression d'avoir une dépendance à certains aliments.
- Autres

Suite à la page suivante ▶

Conséquences comportementales

- Si je transgresse une de mes règles, je mange encore plus.
- Je mange très vite, un peu comme si j'allais manquer de nourriture.
- Si je mange trop lors d'un repas, je compense par la suite, soit en sautant un repas, soit en mangeant moins ou en faisant de l'activité physique.
- Je mange plus si je suis stressé.e.
- Je fais de l'activité physique seulement pour brûler des kcals ou pour perdre du poids.
- Je parle beaucoup des régimes, de mon poids et des aliments.
- Quand je suis en vacances, je laisse tomber mes règles alimentaires et je mange beaucoup plus qu'à l'habitude, peu importe si j'ai faim ou non.
- J'ai des compulsions alimentaires.
- J'ai l'impression de mentir à mon entourage.
- Lorsque je fais mes courses, je perds beaucoup de temps à analyser ce que je mets dans mon chariot (lecture d'étiquettes, comparaison de produits, etc.).
- Je fais de nombreuses recherches sur l'alimentation ou la perte de poids.
- J'ai des rituels lorsque vient le temps de manger, comme garder le meilleur pour la fin, mastiquer longtemps les aliments, les couper en petits morceaux, etc.

- J’évite les relations et/ou les contacts intimes.
- Je dépense beaucoup d’argent dans le but de perdre du poids (abonnement au gym ou à des programmes de perte de poids, achat de produits spécialisés, de suppléments, de livres, d’applications, d’une montre pour le suivi de l’activité physique, d’équipement sportif, etc.).
- Lorsque j’ai des compulsions, ma facture d’épicerie me coûte très cher.
- Autres

« Je me suis inventé une “ intolérance ” pour les produits laitiers, car cela me donnait une excuse pour ne pas manger de dessert ou aller à la crémerie en famille. »

PISTES DE RÉFLEXION

Quelles conséquences les régimes ont-ils eues sur votre vie sociale ?

Quelles conséquences les régimes ont-ils eues sur vos comportements alimentaires ?

Quelles conséquences les régimes ont-ils eues sur votre humeur et votre santé mentale ?

Quelles conséquences les régimes ont-ils eues sur votre corps ? Sur votre santé physique en général ?

- Quelles sont les ressources (temps et argent) que vous avez investies dans l'optique de perdre du poids ?

- Est-ce que vous avez mis certains rêves ou certaines aspirations sur la glace, dans l'attente d'une perte de poids à venir ?

À la suite de ces prises de conscience, notez quelles sont VOS motivations profondes pour tourner le dos à la culture des régimes.

Chapitre 6

LE GRAND MÉNAGE

«J'ai jeté tous mes livres de cuisine minceur et mes graphiques de suivi de poids; quel soulagement!»

«Je me sens mal chaque fois que je regarde les profils des personnes qui ont "réussi" leur perte de poids. J'ai donc décidé d'arrêter d'aller sur les médias sociaux pendant un certain temps.»

«Je me débarrasse de toi, pèse-personne, outil de torture!»

ÊTRE À L'ÉCOUTE DE SON CORPS

Puisque les régimes sont partout, les croyances erronées et le vocabulaire qui s'y rattachent passent souvent inaperçus.

Ainsi, plutôt que de parler de «contrôle», de «volonté», de «discipline» ou de «maîtrise de soi», cherchons plutôt à être à l'écoute de notre corps. Apprendre à faire confiance à sa capacité de nous dire ce dont il a besoin nous permet de nous détacher tranquillement des règles externes qui nous dictent quand, quoi et comment manger.

PISTES DE RÉFLEXION

De manière générale, tentez d'évaluer si vous avez tendance à écouter vos autres besoins de base, notamment:

- la soif;
- le sommeil;
- l'envie d'uriner;
- le repos et la relaxation;
- le besoin de bouger.

Pour quelles raisons mangez-vous?

- Il est l'heure de manger.
- Les autres mangent.
- Il faut manger X fois par jour.
- J'ai peur d'avoir faim plus tard.

- Je m'ennuie, je suis triste, ou je ressens une autre émotion.
- C'est ma tête qui me dit quand manger.

Aucune de ces raisons n'est liée à un besoin physiologique; il s'agit de croyances. Si vous mangez pour l'une ou l'autre de ces raisons, il est possible que vous n'écoutiez pas votre faim.

La réponse recherchée devrait plutôt être:

- C'est mon corps qui me dit quand manger.
- Je sens que mon ventre est vide et que je manque d'énergie.
- Je reconnais clairement les signes de la faim.

Quels signes vous indiquent que vous avez faim? Mangez-vous à ces moments? Si non, pour quelles raisons?

Quels signes vous indiquent que vous avez assez mangé? Êtes-vous en mesure de vous arrêter à ces moments? Si non, pour quelles raisons?

FINI, LES RÈGLES ET LES INTERDITS!

Chacun d'entre nous entretient une relation ambivalente avec les règles et les interdits. D'un côté, ils peuvent être sécurisants et nous donner l'impression d'être encadré.e, d'avoir des balises; d'un autre côté, nous avons une forte tendance à nous rebeller contre eux et à vouloir les transgresser. Les régimes nous apprennent à structurer notre alimentation au moyen de règles et d'interdits. Résultat : on les respecte un bout de temps, puis on les transgresse et on a l'impression d'être en perte de contrôle. Pour compenser, on se fixe de nouvelles règles, qu'on transgresse encore. C'est le cercle vicieux des régimes, comme nous l'avons vu précédemment.

Afin de reconnaître la restriction cognitive et les règles que vous vous fixez, identifiez les « Je ne dois pas » et les « Je dois », comme nous l'avons fait dans le chapitre 1. Surveillez votre tendance à catégoriser les aliments : « interdits », « mauvais », « santé », « engraissants », et à calculer vos portions.

Vous pouvez dresser la liste de vos règles alimentaires et tenter d'identifier d'où elles viennent. Ensuite, essayez d'évaluer les conséquences de celles-ci sur votre bien-être et vos comportements alimentaires.

Si une règle a été mise en place dans le but de perdre du poids, elle provient d'un régime.

Inspirez-vous de l'exemple qui suit pour compléter votre propre tableau. N'oubliez pas de définir des actions précises dans la colonne « Nouvel objectif » ; ces dernières sont la clé de votre liberté. Pour tourner le dos à la culture des régimes, il est important de poser un regard plus flexible sur les aliments et d'apprendre à les réintégrer doucement dans votre alimentation.

Règle: Ne pas manger entre les repas	
Sources: Culture familiale, régime X	
Constats	**Nouvel objectif**
• J'ai souvent faim en après-midi. Je ne pense alors qu'à manger et quand j'arrive à la maison, je dévore tout ce qui me tombe sous la main. • Malgré tout, je me sens coupable lorsque je mange entre les repas.	• Je vais essayer de manger une collation cet après-midi pour voir comment je me sens.

Règle: Ne pas manger plus de deux tranches de pain par jour	
Sources: Régimes X, Y et Z	
Constats	**Nouvel objectif**
• J'adore le pain et c'est pratique le midi de se faire un sandwich. Néanmoins, je me force à manger une salade puisque j'ai déjà mangé du pain ce matin. • Il arrive que j'aie tellement faim en après-midi que je doive aller me chercher quelque chose à grignoter à la cafétéria.	• Je vais essayer d'inclure du pain avec mon lunch pour voir comment je me sens.

Règle: Composer de légumes la moitié de mon assiette	
Sources: Culture familiale, régime X, Guide alimentaire canadien	
Constats	**Nouvel objectif**
• J'aime les légumes, mais je n'ai pas toujours envie d'en manger en grande quantité. • C'est parfois long à préparer. • Cela ajoute de la couleur dans mon assiette et m'évite de culpabiliser.	• Je vais essayer d'être plus attentif.ve à mes envies et de ne pas culpabiliser si je ne mange pas de légumes à chaque repas.

Ne perdons pas de vue que la restriction cognitive et toutes les règles qui en découlent sont à la source de la culpabilité. En l'absence d'un élément déclencheur qui nous donne l'impression de faire quelque chose de « mal », de transgresser une règle, la culpabilité n'a aucune raison d'être.

En somme, plus on déconstruit nos croyances, nos pensées et nos règles, moins on vit de culpabilité, et plus on est outillé.e pour prendre nos propres décisions au regard du quand, du quoi et du combien manger.

C'est vous qui menez, ne l'oubliez pas !

LAISSER TOMBER LES OUTILS DE PERTE DE POIDS

Avec les différents outils de perte de poids offerts sur le marché dans les dernières années, on cherche constamment une validation externe pour nous dire qu'on a bien fait les choses… ou pas ! En voici quelques exemples :

- Les feuilles de calculs
- Les livres de recettes minceur
- Les plans alimentaires
- Les tasses à mesurer
- Les montres pour le suivi de l'activité physique
- Les applications de calculs de kcals (dépensées et ingérées)
- Les techniques de déchiffrage des étiquettes
- Le pèse-personne

- Les portions prédéterminées ou les portions types

Ces derniers entravent votre capacité à écouter votre corps et à lui faire confiance.

Prenons l'exemple des portions prédéterminées. Imaginons que la portion de riz que vous jugez normale (parce que c'était celle qui était suggérée dans votre dernier régime) est de 125 ml (½ tasse). Par habitude, vous mangez donc la demi-tasse de riz au complet sans vous questionner. Bien qu'il soit possible que cette portion satisfasse parfaitement votre faim, il est également possible qu'elle s'avère insuffisante ou trop généreuse pour vos besoins du moment. Qu'arrive-t-il alors ? La négociation et le doute se pointent dans votre tête.

« Je ne devrais pas en manger plus, c'est impossible que j'aie encore faim. C'était une bonne portion. Mon corps doit être déréglé ! »

« J'ai encore faim ! Je vais manger, mais je trouve ça bizarre. J'ai l'impression que je ne devrais pas… Est-ce que je fais la bonne chose ? »

Le problème avec les outils de perte de poids, c'est que toutes les décisions sont prises avec la tête et non avec le corps. Voyez-vous alors comment on en vient à douter de nos sensations physiques quand on s'appuie uniquement sur des outils externes pour valider ce que nous ressentons ?

Oui, c'est possible de vous fier aux messages de votre corps, mais si vous remettez constamment en doute vos sensations, cela risque d'être long avant que la confiance s'installe. Si l'idée de dire adieu à ces outils vous angoisse, allez-y graduellement et, peu à peu, vous apprendrez à suivre votre intuition.

PISTES DE RÉFLEXION

À quels outils des régimes aimeriez-vous renoncer en premier? Comment y arriverez-vous?

Par exemple, si vous mesurez et pesez vos aliments tous les jours, vous pourriez décider d'arrêter de le faire pour le repas du matin, en vous concentrant sur vos signaux corporels. Ensuite, arrêtez de le faire pour un autre, et ainsi de suite. Ce sera une première étape de franchie vers la liberté alimentaire!

Notez trois ou quatre règles internes (autrement dit, des règles que vous avez créées vous-même) et externes (qui proviennent d'un régime, par exemple) sur lesquelles vous aimeriez mettre une croix et les gestes à poser pour y parvenir.

Comment vous sentez-vous à l'idée de les abandonner?

FAIRE LE MÉNAGE DE SON ENVIRONNEMENT

Il y a plusieurs années, j'ai reçu en cadeau un abonnement à une revue de design d'intérieur. J'étais enchantée à l'idée de feuilleter ces images de maisons rénovées ou décorées au goût du jour. Je cherchais des astuces, des idées, de l'inspiration pour améliorer l'aménagement de notre appartement. Puis, un jour, je me suis surprise à me promener dans toutes les pièces, les critiquant une à une: ce meuble est démodé, cette chambre est vide, l'agencement de ces tableaux est nul, il manque d'espace de rangement, on voit les jouets des enfants, etc. Je regardais notre aire de vie à travers la lentille de la revue, qui me bombardait d'images de perfection... et c'est là que j'ai commencé à ne plus l'aimer. J'avais même honte quand je songeais à ce que nos invités penseraient de nous en voyant l'état «lamentable» de notre intérieur.

Pourtant, avant d'être abonnée à la revue, j'avais toujours aimé notre appartement! J'aimais ses dimensions, son emplacement, sa luminosité, ses murs de briques. Avec la venue des enfants, nous avions choisi de ne pas investir dans de nouveaux meubles ou objets décoratifs qui risquaient de s'abîmer ou de se briser au moindre de leurs faux mouvements, préférant ne pas avoir à les surveiller constamment. Au fil des années, nous avons donc revalorisé nos vieux meubles, tâché de garder aussi longtemps que possible tout ce qui était encore fonctionnel, et même acheté des articles usagés. Tout ça pour voyager plus! Bref, on peut dire que notre maison nous ressemble et reflète nos valeurs.

Finalement, j'ai arrêté de lire la revue. Je me suis aperçue que l'exposition à ces images teintait ma perception et éveillait en moi des pensées et des émotions négatives par rapport à mon appartement.

PISTES DE RÉFLEXION

Qu'est-ce qui déclenche des pensées et des émotions négatives par rapport à votre corps?

- Des revues
- Des livres
- Des émissions de télévision
- Des sites Web
- Des profils sur les réseaux sociaux

- Des vêtements
- Des lieux
- Des meubles
- Des situations
- Des personnes
- Des sujets de discussion
- Autres

Comment pouvez-vous diminuer votre exposition à ces déclencheurs?

BYE-BYE, PÈSE-PERSONNE!

Une manière rapide et immédiate d'être plus respectueux.se envers son corps est d'arrêter de se peser. En effet, la balance est un piètre outil pour mesurer ce qui compte vraiment. Pourtant, nous lui accordons le pouvoir de déterminer notre valeur, notre humeur de la journée, et bien plus encore.

Le chiffre sur la balance nous ramène au culte de la minceur et au mythe, malheureusement bien ancré, selon lequel nous avons un contrôle permanent sur notre poids, comme si cela pouvait nous aider magiquement à nous sentir mieux. Il nous déconnecte de ce qui est vraiment important dans la vie.

Réfléchissez à votre dernière expérience de pesée. Comment était-ce ? Agréable ? Anxiogène ? Décourageant ? Frustrant ? Euphorisant ?

Qui n'est pas déjà monté sur le pèse-personne alors qu'il se sentait bien pour en redescendre complètement anéanti et triste pour le reste de la journée ? Le pèse-personne n'est pas une boussole ayant la capacité de dicter votre humeur... sauf si vous lui en donnez le pouvoir.

De plus, saviez-vous qu'il est très difficile pour le corps humain de prendre ou de perdre un demi-kilo de tissu adipeux en vingt-quatre heures ? Les fluctuations de poids quotidiennes sont causées par d'autres facteurs, comme l'eau, par exemple. Je n'ai pourtant jamais entendu quelqu'un s'exclamer : « Oh ! J'ai pris un demi-kilo d'eau, cette nuit ! »

Pour cette raison, j'observe régulièrement qu'après une pesée, les comportements alimentaires sont affectés. Voici les scénarios habituels :

1. Le chiffre observé ne me convient pas, alors je me restreins pour le reste de la journée, ce qui mène éventuellement à une perte de contrôle.

2. Le chiffre observé ne me convient pas, je suis découragé.e. Mes efforts ne servent à rien, alors autant manger !

3. Le chiffre observé me convient tout à fait, je me dis que j'ai le droit à une petite récompense pour célébrer ça.

4. Le chiffre observé me convient, je poursuis la restriction, ce qui mène éventuellement à une perte de contrôle.

Dans un scénario comme dans l'autre, la pesée influence négativement nos comportements.

Si le chiffre sur la balance était un indicateur neutre, comme l'est ma pointure de souliers, par exemple, il n'y aurait pas de problème avec la pesée. Or, ce n'est malheureusement pas le cas pour la plupart d'entre nous.

D'ailleurs, qu'allez-vous chercher comme information en vous pesant ? Une validation de votre ressenti ? Est-ce le meilleur outil pour favoriser l'introspection, selon vous ?

Même si l'idée d'arrêter de vous peser peut paraître à la fois enivrante et terrorisante, le but est de prendre la décision consciente de vous détacher du pèse-personne et de vous reconnecter à vos sensations corporelles. C'est anxiogène au début, mais ce sera libérateur bien assez vite. Vous pouvez aussi y aller graduellement, en diminuant la fréquence des pesées.

Dans le même ordre d'idée, n'hésitez pas à demander aux professionnel.le.s de la santé de ne pas vous peser ou de faire des pesées « à l'aveugle » (c'est-à-dire dos à la balance). Car en réalité, il existe très peu de maladies qui nécessitent que l'on tienne compte de votre poids.

PISTES DE RÉFLEXION

La prochaine fois que vous aurez envie de monter sur le pèse-personne, pensez à ses effets sur votre humeur, vos émotions et vos comportements. Ce n'est pas un geste banal, même s'il est trop souvent automatique.

- Quelle information allez-vous chercher ?
- Comment vous sentez-vous avant ?
- Comment risquez-vous de vous sentir après ?

- Est-ce que cela pourrait avoir une incidence sur votre humeur et sur le déroulement de votre journée ?

Ensuite, prenez une décision plutôt que d'agir par habitude.

Chapitre 7

CHANGER NOTRE VISION DE L'IMAGE CORPORELLE

UN PREMIER PAS VERS UNE IMAGE CORPORELLE PLUS POSITIVE

Ce n'est une surprise pour personne d'apprendre que l'insatisfaction corporelle est un des facteurs menant à une relation troublée avec les aliments. Pour diminuer l'insatisfaction, le réflexe initial est de modifier son corps. Au premier abord, ça peut sembler logique. Si je n'aime pas mon corps et que, en théorie, j'ai le pouvoir de le modifier (en perdant du poids ou en le sculptant, par exemple), alors je devrais voir mon insatisfaction disparaître au fur et à mesure que mon corps changera.

Mais dites-moi, est-ce que perdre du poids vous a aidé.e à diminuer votre insatisfaction à long terme ?

Avoir une image corporelle saine ne veut pas dire être en amour avec toutes les parties de son corps. On peut vivre de l'insatisfaction corporelle vis-à-vis de certaines parties, mais être aussi en mesure d'accepter son corps dans son ensemble (ses limitations et ses capacités), de l'apprécier et de le respecter.

Les principales caractéristiques d'une image corporelle saine

- Voir et accepter son corps tel qu'il est dans le moment présent.
- Valoriser les habiletés et les particularités de son corps.
- Reconnaître ses capacités physiques et avoir confiance en celles-ci.
- Traiter son corps avec respect et bienveillance.
- Honorer ses signaux de faim et manger à satiété.
- Accepter les changements corporels qui apparaissent au cours d'une vie (variation de poids, cicatrices, vieillissement, etc.).
- Se sentir confortable dans son corps.

D'emblée, je souhaite préciser que la souffrance psychologique causée par les préoccupations liées au poids et une image corporelle négative est réelle. L'idée n'est pas de faire semblant qu'elle n'existe pas, mais de mieux comprendre **pourquoi** la perte de poids n'aide pas à avoir une meilleure image corporelle à long terme et quelles en sont les causes profondes afin de prendre les mesures appropriées pour se sentir mieux.

L'ANALOGIE DU PANSEMENT

Lorsque mon fils avait cinq ans, il croyait dur comme fer que les pansements soulageaient sa douleur. S'il tombait, se faisait une ecchymose ou se pinçait, son premier réflexe était de me demander un pansement. J'ai eu beau lui expliquer que ça ne servait à rien pour calmer sa douleur, il était convaincu que ça l'aidait et que c'était plus efficace que tout le reste (comme mettre de la glace ou un onguent antibiotique). Il était donc impossible de le soigner «véritablement» tant que je n'avais pas mis le pansement.

Avec le temps, il a compris que le pansement ne soulageait pas réellement sa douleur.

C'est la même chose pour la perte de poids. La souffrance psychologique de ne pas aimer son corps est réelle, c'est indéniable, mais la culture des régimes nous apprend, à tort, que seule la perte de poids soulagera notre malaise.

En effet, les études montrent que le simple fait de prendre la décision de se mettre au régime entraîne un sentiment d'euphorie et l'impression de se prendre en main. Comme le pansement, c'est vrai que cela soulage, mais seulement temporairement, car on ne travaille pas le cœur du problème. Lorsque l'on vit un inconfort vis-à-vis de notre corps, le réflexe habituel est de vouloir le modifier pour soulager ce malaise. Ça fonctionne un peu, mais cette stratégie génère souvent d'autres inquiétudes, et ça ne dure jamais. Tranquillement, la peur de reprendre du poids et l'obsession de la nourriture s'installent. Le désir d'en perdre encore un peu - parce qu'après tout, on ne se sent pas tout à fait aussi bien qu'on l'espérait - apparaît. L'insatisfaction persiste. Il manque encore un petit quelque chose pour s'aimer complètement. Pour être bien.

Parallèlement, on oublie souvent que l'image corporelle est composée de deux éléments: le corps ET la perception que nous avons de ce dernier. **Cette perception est psychologique**, et la perte de poids n'y change pas grand-chose, parce qu'elle n'agit pas sur nos pensées, nos croyances et nos émotions.

Pensez à une photo de vous à vingt ans. Comment vous sentiez-vous dans votre corps, à ce moment-là ? La plupart des gens diront qu'ils ne se sentaient pas bien dans leur corps à cette époque, alors qu'ils donneraient n'importe quoi pour retrouver ce poids aujourd'hui. Pourquoi ? Parce qu'une grande partie de ce qui compose notre image corporelle se passe entre nos deux oreilles et n'a rien à voir avec le corps tel qu'il est vraiment.

Je ne peux pas vous aider à vous sentir mieux dans votre corps en vous promettant une perte de poids. De toute façon, ce serait temporaire. Par contre, il est possible de vivre moins de souffrance dans votre corps actuel et de diminuer votre sentiment d'insatisfaction. Il est possible d'apprendre à faire la paix avec ce dernier, à le respecter (à défaut de l'aimer) et à apprécier ce qu'il nous permet d'accomplir. Il s'agit cependant d'une démarche d'acceptation de votre corps à part entière, et ce n'est pas ce que ce livre prétend offrir. Ensemble, tentons d'abord de diminuer la préoccupation excessive et les pensées envahissantes pour travailler la relation aux aliments et apprendre à manger plus intuitivement. En éteignant quelques feux de notre insatisfaction, on est moins dans l'urgence de perdre du poids pour se sentir mieux, pas vrai ?

ARRÊTER LES COMPORTEMENTS DE VÉRIFICATION CORPORELLE

En réalité, le pèse-personne ne contribue qu'en partie à notre sentiment de préoccupation excessive face au poids. Les vérifications corporelles sont tout aussi néfastes.

Voici des exemples de comportements de vérification corporelle :

- Essayer régulièrement un vêtement de « référence » pour voir s'il nous fait.

- Prendre ses mensurations.
- Regarder sa réflexion dans le miroir ou dans les vitrines plusieurs fois par jour.
- Prendre des photos à répétition.
- Toucher, palper et pincer certaines parties de son corps.
- Tirer sur ses vêtements pour les décoller du corps.
- Regarder les plis du ventre en position assise.
- Regarder la largeur des cuisses en position assise.
- Rentrer son ventre.
- Se comparer et scruter le corps des autres.

Certains comportements d'évitement entretiennent également les pensées obsessives face au poids :

- Éviter de se regarder dans le miroir.
- Prendre sa douche la lumière fermée.
- Ne jamais se faire prendre en photo.
- Se croiser les jambes pour que nos cuisses ne s'écrasent pas sur la chaise.
- Ne jamais se dénuder.
- Camoufler des parties de notre corps avec des vêtements.

> *« Je ne me regarde jamais dans le miroir. J'ai appris à me coiffer sans l'aide de celui-ci dès le secondaire. »*

Certains de ces gestes deviennent quasi automatiques, et la plupart des gens ne se rendent même plus compte qu'ils les posent. Pourtant, ils sont loin d'être banals et ont un effet direct sur ce que nous ressentons. Le schéma ci-dessous explique bien comment les comportements de vérification corporelle influencent nos émotions et, par la suite, nos agissements[38].

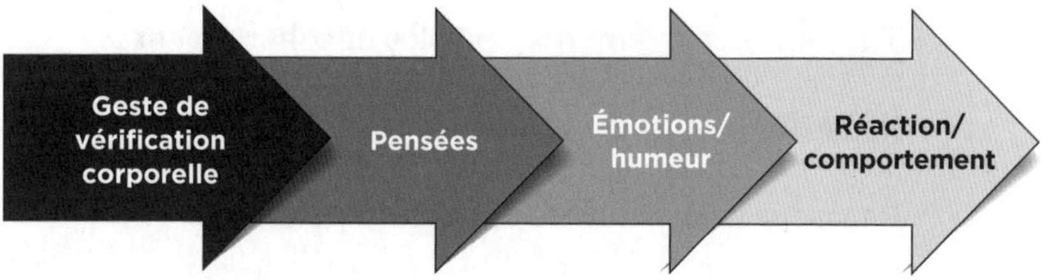

Maintenant, imaginons que nous avons des comportements de vérification corporelle deux cents fois dans une journée. Chacun de ces gestes est nécessairement accompagné d'une pensée (souvent négative ou même violente), laquelle provoque une émotion qui, à son tour, influence nos réactions et nos agissements et nous garde dans le cycle de la restriction. Pour tenter de diminuer l'inconfort engendré par les émotions désagréables, nous réagissons en posant des gestes qui nous donnent l'impression de nous prendre en main. Malheureusement, ces réactions sont souvent restrictives et proviennent de la culture des régimes.

Voici un exemple de cette séquence :

38. Inspiré de FAIRBURN, Christopher G. *Cognitive behavior therapy and eating disorders*, New York, Guilford Press, 2008, 324 p.

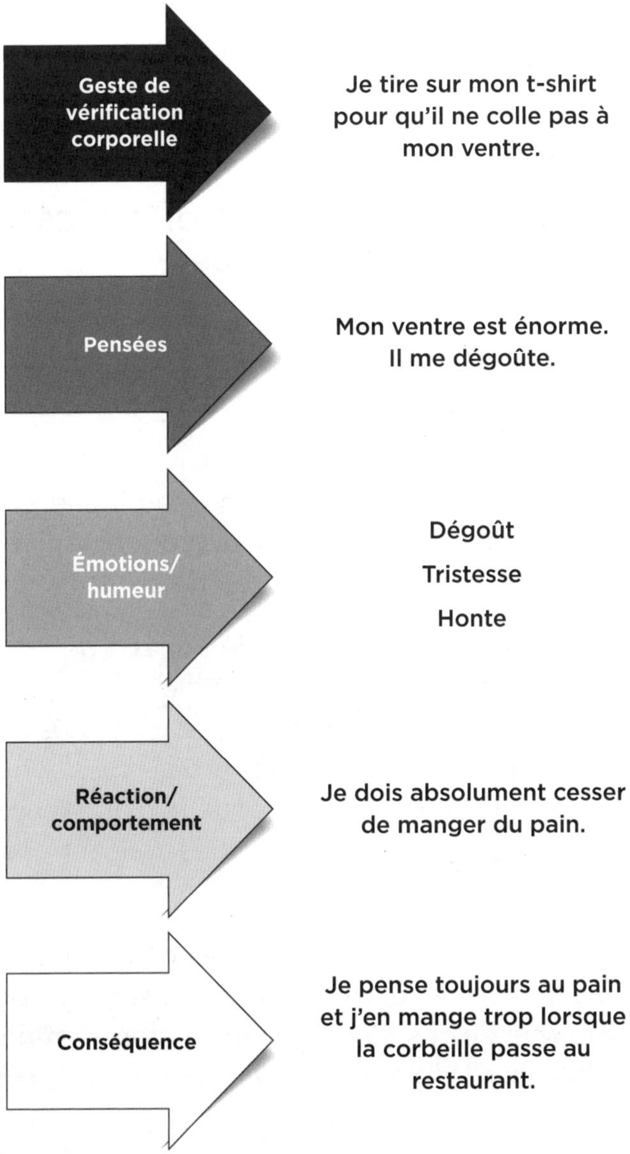

Pour briser cette cascade, il faut diminuer les déclencheurs, c'est-à-dire les comportements de vérification corporelle. Ce faisant, nous diminuons la place que l'insatisfaction prend dans notre tête. Par exemple, si je réduis le nombre de fois où je touche mon ventre de deux cents à dix fois par jour, le nombre de pensées négatives automatiques face à mon corps décroît aussi. Ainsi, les chances sont excellentes pour que mes préoccupations diminuent et que je me sente mieux.

DIMINUER LA PRÉOCCUPATION EXCESSIVE LIÉE AU POIDS

EXERCICE

Pendant plusieurs jours, observez et notez les comportements de vérification corporelle ou d'évitement que vous adoptez au quotidien. Ensuite, choisissez-en un et essayez de ne pas le faire.

Par exemple, si vous avez le réflexe de comparer votre ventre (ou toute autre partie de votre corps) à celui des autres plusieurs fois par jour, vous pourriez décider de rediriger votre regard vers les souliers ou les pieds de la personne chaque fois que l'envie vous en prend. L'important est de vous concentrer sur une zone neutre à vos yeux.

Si vous vous surprenez, comme une de mes clientes, à toucher votre ventre dès votre réveil, vous pourriez remplacer ce geste par un autre, comme prendre une grande inspiration ou vous étirer.

Si vous refusez de dévoiler vos bras, vous pourriez commencer par mettre une camisole sous une petite veste et enlever celle-ci pendant quelques minutes chaque jour, en veillant à augmenter graduellement votre temps d'exposition.

Plusieurs personnes refusent de se montrer en maillot de bain et se couvrent avec une serviette ou un chandail, par exemple. Si c'est votre cas, essayez de retirer la serviette ou le chandail lorsque vous êtes seul.e, puis quelques minutes lorsque vous êtes en public. Vous parviendrez graduellement à vous exposer de plus en plus longtemps.

Lorsque vous vous surprenez à rentrer votre ventre, prenez une grande respiration et relâchez vos muscles.

Nous adoptons souvent ces comportements pour nous protéger du regard des autres, du jugement, de la moquerie, etc. Nous imaginons les pires scénarios, mais en réalité, les probabilités qu'ils se produisent sont très faibles.

À force de diminuer les comportements de vérification corporelle, vous vous rendrez compte que, contrairement à ce que vous craigniez, tout se passe bien ! Au final, ces gestes ne vous protégeaient de rien et ne vous aidaient pas vraiment.

Au début, ce premier exercice peut être laborieux et vous devrez faire de gros efforts pour mettre fin à ces comportements. À vous de trouver un rythme de progression avec lequel vous êtes confortable.

EXERCICE

Quelles sont les pensées négatives que vous entretenez par rapport à votre corps ? Prenez le temps de les observer, une heure par jour, chaque jour, pendant une semaine. Notez-les. Ensuite, prenez le temps de les relire et d'analyser « comment » ces pensées influencent votre humeur, vos émotions ET vos comportements alimentaires.

Vous pouvez réaliser cet exercice sous forme de tableau.

Pensée négative : Mon ventre est énorme, je ressemble à un…		
Émotions et humeurs liées	**Comportements alimentaires**	**Analyses**
• Tristesse • Dégoût • Découragement • Irritabilité	Pas question que je mange autre chose qu'une salade ce midi et, si j'ai faim, je boirai de l'eau. Je sais que mon genou me fait encore mal, mais je vais tout de même aller courir ce soir. Tant pis pour moi, je l'ai mérité.	Je vois que c'est une pensée restrictive. J'ai envie de me punir parce que je trouve que mon corps est inadéquat. Si je mange juste une salade, vais-je être satisfait.e ? Si mon enfant me disait avoir mal au genou, est-ce que je réagirais de la même manière ?

Maintenant, imaginez la vie que vous pourriez vivre si vous cessiez de voir votre corps de manière négative et arrêtiez de vouloir le changer à tout prix…

Que feriez-vous autrement ? Comment votre quotidien serait-il affecté ? Quelle place cela laisserait-il dans votre vie ? Dans votre quotidien ? Dans votre tête ? Dans votre cœur ?

Quelles sont les émotions qui font surface lorsque vous songez à laisser aller vos pensées négatives face à votre corps ?

RESPECTER SON CORPS

> *« Je n'ai jamais réussi à m'aimer. Après avoir renoncé à la culture des régimes, j'ai dû réapprendre à aimer ce vrai moi que je ne connaissais pas. C'est difficile de se reconstruire. »*

Même si, à vos yeux, l'acceptation ou l'amour de votre corps n'est pas envisageable pour le moment, il est possible de cultiver des habitudes respectueuses et bienveillantes envers lui.

Commençons par parler de respect et de neutralité. Entrevoir la possibilité de traiter notre corps avec respect et de manière neutre est plus accessible que de se fixer tout de suite l'objectif de l'accepter, voire de l'aimer.

Respect

Définition : sentiment qui porte à accorder à quelqu'un de la considération en raison de la valeur qu'on lui reconnaît[39].

Synonymes : estime, politesse, courtoisie, tolérance, bienveillance, compréhension, douceur, indulgence, non-discrimination, non-violence.

Il est malheureusement rare d'entendre les gens décrire ou traiter leur corps avec respect. Trop souvent, on attend de

39. Dictionnaire *Le Robert*.

perdre du poids pour se montrer plus indulgent envers lui. Pourtant, on a tout à gagner à le faire dès maintenant ! Comment bâtir une relation de confiance avec quelqu'un si nous sommes constamment en train de le rabaisser, de le critiquer et de le malmener ?

Chaque pensée suscite une émotion. Si les pensées que vous entretenez à l'égard de votre corps sont positives, vos émotions le seront aussi. À l'inverse, si vous ruminez des centaines de pensées négatives par jour vis-à-vis de celui-ci, il n'est pas surprenant que vous viviez beaucoup de souffrance. En diminuant le nombre de pensées négatives et en les remplaçant par des pensées neutres ou positives, vous vous sentirez mieux.

EXERCICE

> Prenez quelques minutes pour réfléchir aux différentes fonctions de votre corps et pour exprimer votre gratitude envers celui-ci. Notez tout ce que votre corps vous permet d'accomplir au quotidien et dans votre vie en général.
>
> Dans mon cas par exemple : mon corps me permet de travailler, de bouger, de m'amuser, de serrer les gens que j'aime dans mes bras. Il me permet de manger (avec gourmandise, en plus !), de faire mes courses, de voyager. Il m'a même permis de porter la vie. Lui et moi, on forme une équipe.
>
> Quand on y pense… l'esthétique ne sert à rien, au bout du compte !
>
> Choisissez ensuite quelques éléments qui sont vraiment importants pour vous et prenez le temps d'éprouver de la gratitude pour chacun d'eux.

Mon exemple: lorsque je me surprends à dénigrer mon ventre (eh oui, ça m'arrive à moi aussi!), j'essaie de me reprendre en le remerciant plutôt de m'avoir permis d'avoir des enfants. C'est un des grands cadeaux qu'il m'a faits et je lui en serai toujours reconnaissante. Je sais aussi que c'est un privilège qui n'est malheureusement pas donné à tous et à toutes.

Voici une liste de descripteurs neutres[40] que vous pouvez adopter pour parler de votre corps.

- Actif
- Adaptatif
- Adapté
- Affectueux
- Agile
- Autonome
- Beau
- Bienveillant
- Chaleureux
- Chaud
- Complexe
- Confortable
- Connecté
- Doux
- Élégant
- Enveloppant
- Fascinant
- Fiable
- Flexible
- Fonctionnel
- Fort
- Génial
- Gracieux
- Grand

Suite à la page suivante ▶

40. S'ils ne sont pas neutres à vos yeux, choisissez-en d'autres qui vous conviennent davantage.

- Gros
- Humain
- Indispensable
- Intelligent
- Intense
- Large
- Magnifique
- Mobile
- Naturel
- Précieux
- Procréateur
- Protecteur
- Puissant
- Rapide
- Rayonnant
- Réactif
- Résilient
- Rond
- Sensible
- Sensitif
- Serviable
- Soignant
- Solide
- Souple
- Soutenant
- Unique
- Utile
- Vibrant
- Vif
- Vivant

PRENDRE SOIN DE SON CORPS

Mes client.e.s me confient souvent être en guerre avec leur corps, au point de le négliger. Il peut être difficile de renouer une relation si cela fait des années que nous sommes en conflit, non ? Pour l'apprivoiser, il suffit d'y aller un pas à la fois.

Laisser tomber les régimes, apprendre à manger à notre faim et améliorer nos habitudes de vie sont des façons de s'occuper de soi et de ses besoins, mais il existe d'autres moyens de traiter votre corps avec dignité et respect. En voici quelques-uns :

- Prendre des douches ou des bains régulièrement.
- Nettoyer et hydrater son visage.
- Crémer son corps.
- Se brosser les dents et passer la soie dentaire.
- Porter des vêtements confortables et de la bonne taille.
- Voir son médecin régulièrement.
- Effectuer des visites fréquentes chez le dentiste.
- Se faire coiffer.
- Aller chez l'optométriste.
- Dormir suffisamment.
- Adopter une bonne posture de travail.
- Manger régulièrement des aliments savoureux et satisfaisants.
- Se faire masser.
- Consulter en cas de blessure (physiothérapie, chiropractie, etc.).
- Bouger pour le plaisir.
- Autres.

Si vous constatez que vous n'avez pas l'habitude de prendre soin de vous, choisissez une ou deux propositions parmi celles présentées dans la liste et tâchez de les mettre en pratique quelques fois. Lorsque vous les aurez bien intégrées à votre routine, essayez-en de nouvelles.

Chapitre 8

LES CRAINTES ET LES PEURS : L'AMBIVALENCE EST NORMALE

Peurs et craintes ressenties lorsque nous avons une relation troublée avec notre corps et les aliments

« J'ai l'impression que si je laisse tomber les régimes, une catastrophe m'attend. »

« Si j'arrête juste un peu, je vais être en perte de contrôle totale après. »

« J'ai très peur de prendre du poids ou de ne pas en perdre. »

« Ne plus être au régime, ça veut dire quoi ? »

« Je ne sais plus comment écouter mon corps. Je me suis battu.e avec lui toute ma vie. »

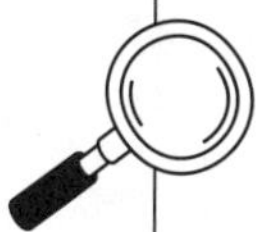

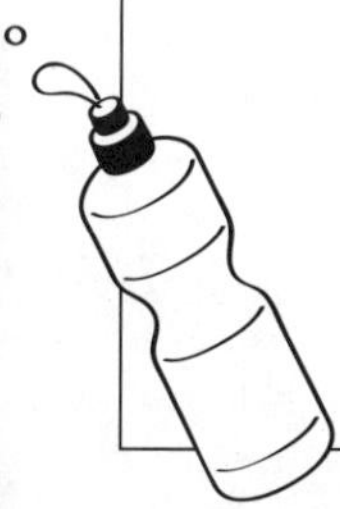

« J'ai toujours espoir de trouver enfin LA solution miracle. »

« Je ne peux pas me sentir mieux sans perdre du poids. »

LA PEUR, UNE ÉMOTION BIEN RÉELLE

Un des objectifs du livre est de vous libérer tranquillement de vos peurs afin que vous deveniez l'expert.e de votre corps et de ses besoins. Après avoir cherché activement une perte de poids pendant des années, il peut être difficile de laisser tomber cette quête et tout ce qui l'accompagne : les règles et les plans alimentaires, la restriction, les outils de perte de poids, etc. Malgré les échecs répétés, nous avons l'impression que ces outils nous aident à rester sur le droit chemin et que, sans eux, nous allons perdre le contrôle.

On peut adhérer rationnellement aux principes de l'alimentation intuitive et vouloir tourner le dos aux régimes, tout en restant ambivalent.e quant à notre capacité à changer. La peur de prendre du poids, de ne pas en perdre, de perdre le contrôle, de « mal » manger est bien réelle et il faut l'apprivoiser.

EXERCICE

Quelles sont les émotions qui vous habitent à l'idée de laisser derrière vous une vie de restrictions et de régimes ?

Ensuite, sur une feuille de papier, complétez les phrases suivantes :

Lorsque j'aurai tourné le dos à la culture des régimes :

- Je me sentirai...
- Je ferai...
- Je penserai...
- Je pourrai enfin...

Cela dit, il est possible que, parmi les émotions qui monteront en vous durant cet exercice, certaines soient contradictoires. Ne vous jugez pas! Plus vous serez en mesure d'identifier vos peurs, vos appréhensions et vos doutes, plus vous pourrez faire face aux embûches qui parsèment le chemin de la guérison. Plus vous pourrez nommer et imaginer vos espoirs, vos désirs et vos rêves, plus vous serez outillé.e pour surmonter votre ambivalence et aller de l'avant.

Maintenant que vous avez identifié vos peurs, voyons comment les surmonter.

L'ANALOGIE DU LAC

J'aime bien me servir d'une analogie pour aider mes client.e.s à visualiser leur cheminement vers la paix alimentaire.

Imaginez que vous avez la phobie de vous baigner dans un lac. Vous savez pourtant nager. Vous n'avez pas peur de le faire dans une piscine, mais nager dans un lac vous donne la chair de poule.

Disons maintenant que vous désirez vous débarrasser de cette phobie, car c'est une nuisance dans votre vie. Est-ce que la solution pour régler le problème serait de vous lancer dans le lac pour que vous constatiez que le danger est dans votre tête et que ce n'est pas dangereux? Non, puisque l'état de panique et d'anxiété que cela générerait viendrait plutôt renforcer votre peur.

Pour éviter que l'expérience soit désagréable, il est préférable d'y aller graduellement. Vous pourriez commencer par parler de votre phobie de nager dans un lac et de son côté irrationnel. Après tout, vous savez bien qu'il n'existe pas de monstre sous l'eau, que les algues n'ont pas la capacité de vous attirer vers le fond et que les poissons ne risquent pas de vous attaquer. Ensuite, vous regarderez peut-être des images de personnes nageant dans un lac. Ce faisant, vous pourrez observer les émotions et les pensées qui émergent en vous. Peut-être même déconstruire certaines croyances associées à cette activité. Puis, il sera temps de vous approcher d'un lac. Tranquillement. Un pas à la fois. Vous commencerez par y plonger un gros orteil, puis le pied au complet. Il est possible que vous preniez un pas de recul pour souffler un peu et vous rassurer. Ensuite, le mollet suivra, puis la jambe, puis le corps, jusqu'à ce que vous parveniez à mettre votre tête sous l'eau et constatiez que l'intensité de votre peur n'est pas proportionnelle au risque réel.

C'est la même chose lorsqu'on entreprend une démarche en alimentation intuitive : il faut **apprivoiser la liberté alimentaire**.

Graduellement, on veut arriver au stade où l'on se donne une permission inconditionnelle de manger tous les aliments, sans culpabiliser. Ce stade où manger n'est plus interdit, où la faim n'est plus l'ennemie à combattre et où le corps est notre allié. On veut apprendre à respecter ce dernier en honorant nos sensations corporelles, en le traitant avec bienveillance et respect. Mais ça ne se fait pas instantanément. Tout comme pour la phobie du lac, il est préférable d'y aller une étape à la fois et de se respecter dans cette démarche.

Lever toutes les règles alimentaires d'un coup fonctionne rarement, sauf si la peur de prendre du poids est inexistante, ce que j'ai vu seulement deux fois dans ma carrière. Ces client.e.s m'ont dit : « Je n'en peux plus des restrictions. Je m'autorise à manger de tout, dès aujourd'hui. Tant pis si je prends cinquante kilos. C'est assez. »

La plupart des gens craignent de perdre le contrôle et de prendre du poids. Il faut tenir compte de ces craintes.

Donc, si un exercice proposé vous fait peur, faites-le plus tard ou subdivisez-le en plusieurs étapes. Pour progresser, il faut sortir de sa zone de confort, mais jamais au point où l'inconfort devient paralysant. Si la panique s'installe, il est judicieux de prendre un pas de recul et de revenir à un état plus confortable avant de replonger.

LES TROIS PEURS LES PLUS COMMUNES LORSQU'ON LAISSE ALLER LES RÉGIMES

La peur de tomber dans l'excès

Tout ce qui est interdit est attirant, n'est-ce pas ? Plus on évite de manger certains aliments, plus on y pense, plus l'envie est grande et plus l'euphorie ressentie en les mangeant est intense. Contrairement à ce qu'on pourrait croire, plus nous nous donnons la permission (la vraie) de manger TOUS les types d'aliments, moins le désir sera présent et plus nous serons en mesure d'en manger sans perdre le contrôle. Faire la paix avec les aliments implique donc de se donner une **permission inconditionnelle de manger de tout**. Tant que les règles, les interdits et la culpabilité sont présents, il y a un risque important de tomber dans les excès alimentaires. À force de se priver d'un aliment, on saute sur l'occasion d'en manger dès qu'il est à notre portée et on se dépêche avant que la culpabilité nous envahisse. Impossible alors d'arrêter lorsque notre appétit est satisfait (ou même de ressentir cette satisfaction). Pour vaincre cette peur, l'idée est de se détacher tranquillement de la notion de contrôle pour se tourner plutôt vers l'écoute de nos besoins et développer notre capacité à y répondre et à prendre soin de nous.

La peur de développer une dépendance à certains aliments

Les restrictions alimentaires et la sensation de faim sont directement liées au sentiment de « récompense » expérimenté lorsqu'on mange. Ainsi, plus on se prive, plus notre corps nous récompensera ensuite de lui donner à manger, en augmentant le plaisir ressenti.

Cependant, cette réaction compensatoire biologique et psychologique à la privation n'a rien à voir avec la dépendance. C'est l'instinct de survie. Si vous êtes au régime et que vous avez faim, votre cerveau a tout à gagner à vous récompenser en sécrétant plus de dopamine lorsque vous offrez à votre corps des aliments riches en gras et en sucre. Ce sont souvent avec ces aliments que nous avons l'impression de vivre une dépendance… parce que ce sont ceux qu'on s'interdit le plus souvent de manger !

La notion de dépendance alimentaire est controversée et elle ne fait pas l'unanimité pour plusieurs raisons. En voici les principales :

1. Contrairement aux drogues, les aliments sont essentiels pour vivre, tout comme l'air que nous respirons. Si nous arrêtons de respirer pendant une minute, notre corps nous enverra des messages tellement forts que nous n'aurons pas le choix de prendre une grosse goulée d'air. Cette « surconsommation » d'air n'est pas une compulsion ou une perte de contrôle, c'est simplement une réaction physiologique. C'est la même chose pour la nourriture.

2. Si vous avez l'impression d'être dépendant.e à un aliment en particulier (le chocolat ou les croustilles, par exemple), sachez que ce qui compose ces derniers n'est pas différent de ce qu'on trouve dans une pomme ou dans l'huile d'olive, c'est-à-dire

principalement des glucides et des acides gras. Si les molécules avaient le pouvoir de provoquer une dépendance, les effets seraient les mêmes pour tous les aliments qui contiennent ces nutriments.

3. Les études montrent que plus on s'expose régulièrement à nos aliments déclencheurs, plus les pertes de contrôle diminuent, ce qui n'est pas le cas des drogues.

Je tiens à souligner ici qu'il existe plusieurs types de dépendances, entre autres la dépendance à une substance (comme l'alcool, la cocaïne ou le tabac), et la dépendance comportementale (comme la technologie, le sexe ou les jeux de hasard et d'argent). Les aliments ne sont pas des substances psychoactives et ne génèrent pas de dépendance physique. En d'autres mots : ce ne sont pas des drogues. Ainsi, l'abstinence n'est pas une avenue thérapeutique nécessaire ni bénéfique.

Certains auteurs soulèvent l'hypothèse qu'une dépendance comportementale aux aliments peut être possible. Dans ce cas, ce ne sont pas les aliments qui sont fautifs, mais plutôt les raisons pour lesquelles on les consomme (pour réguler des émotions par exemple). Dans tous les cas, les restrictions cognitives et caloriques viennent exacerber ces symptômes et doivent être prises en compte lors du traitement. Finalement, notons que les symptômes des troubles alimentaires peuvent aussi ressembler à de la dépendance.

Encore une fois, si vous pensez avoir une dépendance comportementale aux aliments ou un trouble alimentaire, n'hésitez pas à aller chercher de l'aide professionnelle.

Si vous avez l'impression d'avoir une dépendance aux aliments, je vous invite à vous poser quelques questions.

PISTES DE RÉFLEXION

Est-ce que le fait de savoir qu'on ne peut pas développer une dépendance physique à un aliment vous a rassuré.e ?

Avez-vous l'impression que la restriction influence vos comportements compulsifs avec certains aliments ?

Est-ce que vous priver de ces aliments est une solution réaliste pour diminuer vos pertes de contrôle ?

Étant donné que les régimes mènent éventuellement aux excès alimentaires, est-ce que tourner le dos aux régimes ne serait pas l'avenue à explorer ?

La peur du regard des autres

Une démarche en alimentation intuitive est **un voyage intérieur afin que vous deveniez l'expert.e de votre corps et de vos besoins**. Changer vos habitudes de vie peut susciter des réactions, positives et négatives. Il est possible que certaines personnes de votre entourage soient imprégnées de la culture des régimes et que leurs regards, leurs paroles et leurs gestes en soient teintés. Les jugements qu'elles portent parlent beaucoup plus d'elles que de vous. **Une personne qui n'est pas préoccupée par son poids portera peu d'attention à celui des autres.**

Il peut être intéressant d'expliquer vos besoins et de mettre vos limites, verbalement ou par écrit, pour demander du soutien de la part de vos amis et de votre famille.

« Ce dont j'ai besoin de ta part, c'est… »

« Je sais que tu as de bonnes intentions, mais si tu veux vraiment m'aider, j'aimerais que tu arrêtes de faire des commentaires sur mon poids ou sur le contenu de mon assiette. »

« J'ai décidé que j'arrêterais de faire des régimes. Je veux me concentrer sur… Merci de ne plus me parler de… »

« J'aimerais qu'on ne parle pas du poids d'une telle ou d'un tel. Ça ne nous regarde pas. »

« Je remarque que nous parlons souvent de régimes ou de perte de poids. Tu as tellement de choses intéressantes à me raconter, on peut changer de sujet ? »

Gardez en tête que personne ne peut deviner vos pensées, vos émotions, vos expériences, votre degré de faim ou de satiété, et encore moins les aliments susceptibles de vous satisfaire. Vous seul.e détenez ces informations.

ET LE DÉSIR DE MAIGRIR, DANS TOUT ÇA ?

Si vous tenez ce livre entre vos mains, il est probable que le désir de perdre du poids (ou de ne pas en prendre) vous habite. Peut-être est-ce une quête que vous avez menée toute votre vie ou simplement depuis peu de temps. **Ce n'est pas parce que vous avez décidé de mettre de côté les régimes et de vous pencher sur votre relation au corps et aux aliments que ce désir disparaîtra d'un seul coup.**

L'alimentation intuitive n'est pas une approche axée sur le poids, ce qui signifie que vos progrès et vos succès ne seront pas mesurés en fonction d'un chiffre sur une balance ou de changements corporels. Pourquoi ? Parce que l'objectif est de vous apprendre à trouver en vous les réponses aux questions : « Que devrais-je manger ? En quelle quantité ? Quand ? »

Les régimes traditionnels mettant l'accent sur la perte de poids, votre attention est tournée vers une variable externe. Vous êtes donc moins à l'écoute de vos signaux internes. Pourtant, la clé de la réussite réside justement dans le fait d'apprendre à les décoder et à leur faire confiance.

De plus, dès que vous pensez à contrôler votre poids, votre cerveau se met automatiquement en mode privation, ce qui met en place le cercle vicieux des régimes.

L'ANALOGIE DE LA FENÊTRE D'ORDINATEUR

Dans leur livre, *Intuitive Eating: A Revolutionary Anti-Diet Approach*[41], les autrices Evelyn Tribole et Elyse Resch utilisent l'analogie de la fenêtre d'ordinateur pour illustrer la décision de reléguer la perte de poids à l'arrière-plan. De fait, même si on peut avoir plusieurs fenêtres ouvertes à l'ordinateur, une seule peut être active à la fois. Les autres sont en arrière-plan. Transposons cette notion au désir de perdre du poids. Ainsi, la fenêtre « désir de perte de poids » peut être ouverte, mais on choisit de travailler sur la fenêtre « relation aux aliments et au corps ».

Précisons qu'il est possible que votre poids fluctue au fur et à mesure que vous avancez vers la sérénité alimentaire. Cela ne signifie pas que vous échouez dans la démarche. Après une intense restriction, il est normal que votre corps ait faim et que vous ayez envie de manger certains aliments autrefois culpabilisants. Si je vous mettais au défi de ne pas dormir pendant plusieurs jours et qu'au bout de quarante-huit heures, vous tombiez profondément endormi.e malgré vous, est-ce

41. TRIBOLE, Evelyn, et RESCH, Elyse. *Intuitive eating: A revolutionary anti-diet approach, op.cit.*

que ce serait qualifié de sommeil compulsif ou de manque de volonté ? Absolument pas. C'est une réaction physiologique à un besoin de base qui n'est pas comblé, tout simplement.

Malgré toute notre bonne volonté, il faut se rendre à l'évidence : le désir de perdre du poids ne s'éteint pas en une journée, même si rationnellement, nous comprenons que les régimes ne fonctionnent pas et qu'ils sont néfastes à long terme. Cela est d'autant plus vrai si on a été conditionné.e depuis très longtemps à penser qu'être plus mince est toujours mieux, et qu'une « meilleure version » de nous-même nous attend avec la perte de poids.

Laisser aller le désir de perte de poids permet d'apprendre tranquillement à faire confiance à notre corps et à notre intuition.

PISTES DE RÉFLEXION

Quelles sont vos croyances vis-à-vis de la perte de poids et du format corporel ? Qu'est-ce qui changerait, selon vous, si vous perdiez du poids ? Ou si votre poids restait le même ?

D'où viennent ces pensées ou ces croyances ? Aviez-vous les mêmes pensées enfant, adolescent.e et au début de l'âge adulte ?

Si vous viviez plus de sérénité par rapport aux aliments et à votre corps (moins de préoccupations ou de pensées envahissantes), qu'est-ce que ça représenterait pour vous ?

La première étape pour apprendre à respecter son corps est d'accepter que la nature ait prévu une silhouette pour nous. Cette dernière ne correspond peut-être pas à l'image que nous aimerions projeter, mais il est futile, voire nuisible, de se battre contre elle.

La balance décisionnelle[42], présentée sous forme de tableau à quatre colonnes, est un outil fréquemment utilisé pour aider à faire face à l'ambivalence et amorcer le changement.

À ce stade-ci de votre lecture, vous pouvez reconnaître les effets dévastateurs des régimes, mais tout de même hésiter à leur tourner le dos définitivement. Le désir de perdre du poids peut encore être présent. La balance décisionnelle peut vous aider à identifier ce qui vous empêche de faire le grand saut. Elle permet également de prendre conscience que renoncer aux régimes comporte son lot d'avantages et d'inconvénients. Il y aura peut-être des deuils à faire. Il y aura aussi des défis à surmonter, causés par le changement.

CONTINUER **(poursuivre la perte de poids en faisant des régimes)**	
Avantages	**Désavantages**
• Ce qui me convient dans la situation actuelle. • Ce que j'y gagne, ce que ça m'apporte.	• Ce que je ne veux plus vivre. • Ce que je n'accepte plus. • Ce qui m'énerve pour le moment. • Ce que je risque.

42. IRVING LESTER, Janis, et MANN, Leon. *Decision making: A psychological analysis of conflict, choice and commitment*, New York, The Free Press, 1977, 488 p.

CHANGER (tourner le dos à la culture des régimes)	
Avantages	**Désavantages**
• Ce que je souhaite. • Ce que je vais gagner.	• Ce que je vais perdre. • Ce que je risque. • Ce qui me fait peur.

L'ANALOGIE DE L'HISTOIRE D'AMOUR TOXIQUE

Tourner le dos à la culture des régimes, au culte de la minceur, est difficile. Vous pouvez avoir vécu des moments d'euphorie en perdant du poids. Vous pouvez vous sentir temporairement fort.e, en contrôle, satisfait.e de l'apparence de votre corps. Quand on comprend la pression extérieure exercée sur nous en ce sens, ce sentiment d'accomplissement n'est pas étonnant. Cependant, **être plus satisfait.e de votre apparence n'est pas la même chose qu'avoir une image corporelle positive**. On peut être satisfait.e de notre apparence lorsqu'on achète un nouveau vêtement ou lorsqu'on sort de chez le coiffeur, mais cette satisfaction est superficielle et temporaire.

Il arrive régulièrement, surtout dans les moments où l'inconfort face à notre corps est plus présent, que la tentation de faire un régime ressurgisse. Quand on vit des moments de souffrance, il est normal de chercher des moyens pour se sentir mieux.

Je compare souvent la nostalgie liée aux régimes à celle que nous pouvons ressentir après avoir mis fin à une relation amoureuse malsaine. La tentation de se rappeler seulement les beaux moments vécus avec l'autre est grande. On se souvient des rires, des voyages, de moments de complicité et de bonheur. Pourtant, quand on s'arrête pour y penser, tous les moments de colère, de souffrance, de déception et d'incompréhension refont surface. On se rend alors à l'évidence: le bon côtoyait de près le mal, dans cette relation toxique.

C'est la même chose avec les régimes. Il y a une période de lune de miel qui peut être euphorisante. Elle nous soulage temporairement de notre inconfort vis-à-vis de notre corps. On a l'impression de se prendre en main et d'enfin pouvoir être bien. Pourtant, elle laisse la place éventuellement à une autre étape, douloureuse et souffrante: le sentiment d'échec et de désespoir qui accompagne la reprise du poids. Les deux sont indissociables.

PISTES DE RÉFLEXION

Pourquoi est-ce important pour vous d'améliorer votre relation à votre corps et aux aliments?

Est-ce que vivre en ayant comme objectif principal la gestion de votre poids vous a aidé.e à avoir une vie plus remplie, plus nourrissante? Ou est-ce le contraire?

Quels sacrifices avez-vous faits pour tenter de perdre du poids? Est-ce que vous regrettez certaines décisions ou certains agissements?

Chapitre 9

ADOPTER UNE APPROCHE NON CENTRÉE SUR LE POIDS

ET SI ON CHANGEAIT NOS OBJECTIFS ?

L'approche proposée par les régimes est **toujours** centrée sur le poids. Même si ceux-ci nous font miroiter des bienfaits sur notre santé, la notion de perte de poids leur est sous-jacente. Comme on l'a vu, le gain et la perte de poids cycliques (effet yoyo) ont des effets néfastes. On fait des régimes en pensant améliorer notre santé et notre estime corporelle, mais c'est plutôt le contraire qui se produit. On peut donc en conclure que la quête de la perte de poids n'est probablement pas la meilleure façon de prendre soin de soi.

On peut même se poser la question suivante : est-ce éthique de continuer à recommander la perte de poids alors qu'il ne s'agit pas d'une solution sécuritaire et efficace à long terme ?

Et si on rejetait la culture des régimes et l'obsession du poids pour se tourner vers une approche différente, dont **les principaux objectifs seraient : faire la paix avec les aliments,**

apprendre à répondre à nos besoins, traiter notre corps avec respect.

Concentrons-nous sur nos habitudes de vie, en sortant le poids de l'équation. Cela englobe les habitudes alimentaires, la régulation des émotions, la gestion du stress, la santé mentale, le mouvement au quotidien, les habitudes de sommeil, de consommation d'alcool, etc. Comme le dit si bien Karine Gravel, diététiste-nutritionniste et docteure en nutrition: « Le poids n'est pas un comportement. »

Rappelons-nous aussi que **la santé n'est pas un devoir moral**. On peut, ou non, avoir envie de s'y attarder. On peut, ou non, avoir le temps et les ressources pour y voir. Cela n'influence aucunement notre valeur en tant qu'individu.

VOTRE VALEUR NE DÉPEND PAS DU CHIFFRE SUR LA BALANCE

La plupart des gens évaluent leur valeur en fonction des relations qu'ils entretiennent, de leur performance au travail, de leurs loisirs, de leurs accomplissements sportifs ou scolaires, etc. Lorsque nous avons une relation troublée avec les aliments et notre corps, la perception de notre valeur repose majoritairement sur nos comportements alimentaires, notre capacité à nous contrôler, notre apparence, notre poids. En d'autres mots, nous ne sommes pas de bonnes personnes si nous mangeons des croustilles. (Je fais de l'ironie, vous l'aurez compris !) Si on veut adopter une approche non centrée sur le poids, on gagne à développer une estime de soi qui ne dépend pas majoritairement de notre apparence physique ou de notre alimentation.

Composantes de l'estime de soi[43]

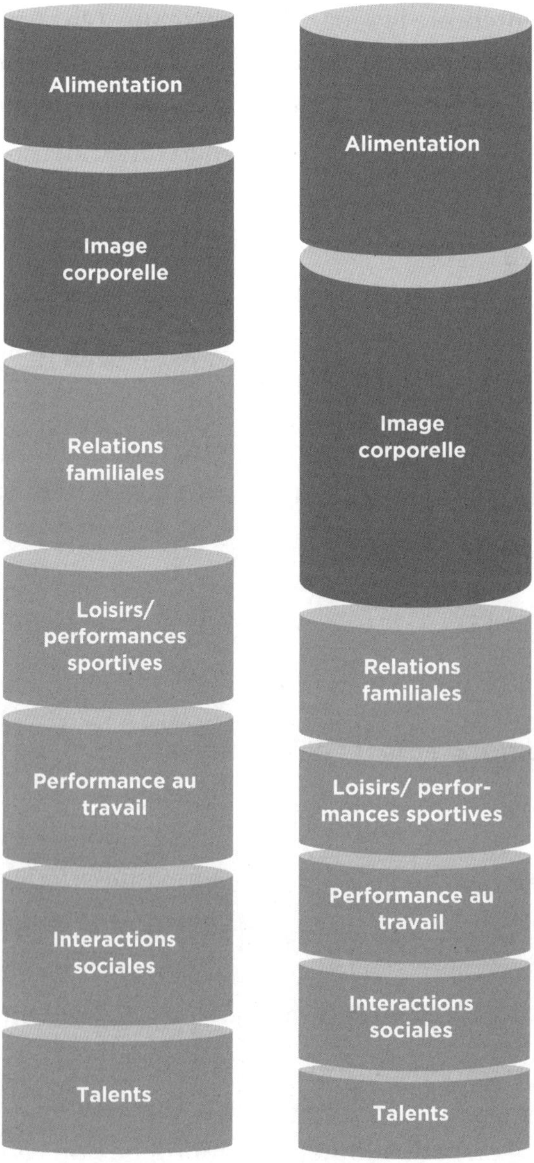

43. Inspiré de FAIRBURN, Christopher G. *Cognitive behavior therapy and eating disorders, op.cit.*

Le cylindre de gauche représente la répartition désirée, celle qui correspond à une bonne estime de soi. On remarque que les composantes sont de taille relativement égale. Le cylindre de droite représente la répartition ressentie. On remarque tout de suite l'importance de l'image corporelle et de l'alimentation par rapport aux autres composantes, ce qui témoigne d'un déséquilibre.

EXERCICE

Comment évaluez-vous votre valeur? Prenez quelques minutes pour dessiner votre propre répartition des composantes de votre estime personnelle.

Vous pouvez vous inspirer des catégories suivantes:

- Relations familiales
- Talents
- Apparence physique
- Comportements alimentaires
- Interactions sociales
- Loisirs
- Performances au travail
- Accomplissements sportifs ou scolaires
- Autres

Maintenant, répétez l'exercice en pensant à votre répartition idéale.

Quelles activités gagneriez-vous à intégrer dans votre vie pour accroître votre estime personnelle?

> Quelles sont les qualités que vous admirez chez les gens que vous estimez? Quelles qualités avez-vous en commun?

Pour arriver à travailler son estime de soi en profondeur, le soutien d'un.e psychologue est souvent nécessaire. Cet exercice vise d'abord à vous permettre de prendre conscience de la place que prennent l'image corporelle et vos comportements alimentaires dans la perception de votre valeur. En mettant ainsi en relief TOUS les éléments qui font de vous une personne unique, vous souhaiterez peut-être diriger vos efforts vers d'autres aspects de votre vie.

Ensuite, l'exercice permet de comprendre pourquoi une image corporelle négative peut avoir un effet délétère sur la perception de notre valeur. Par exemple, si la répartition de mes composantes est bien équilibrée et que je perds mon emploi, ce sera un coup dur, assurément, mais mon estime ne s'en trouvera pas amoindrie grâce aux autres sphères de ma vie. Par contre, si ma répartition est déséquilibrée et que mon image corporelle prend beaucoup de place, j'aurai l'impression de ne pas avoir de valeur du tout aussitôt que je vivrai une insatisfaction par rapport à mon physique.

Quoi qu'il en soit, en investissant temps, énergie et ressources financières pour alimenter les autres sphères de notre vie qui contribuent à notre estime, nous diminuons les contrecoups qu'une image corporelle négative peut avoir sur l'ensemble de notre perception de nous-même. **Nous ne changeons pas notre image, nous diminuons simplement la place que nous lui accordons dans la perception de notre valeur.**

L'ALIMENTATION INTUITIVE ET L'APPROCHE ANTI-RÉGIMES

Élaborée en 1995 par deux nutritionnistes américaines, Evelyn Tribole et Elyse Resch, l'alimentation intuitive est une approche qui vise à concevoir la santé dans son état global, sans mettre l'accent sur le poids. Cela implique de s'attarder à la santé physique, mais jamais au détriment de la santé psychologique. Nous l'avons vu plus tôt: on ne peut savoir si quelqu'un est en bonne santé ou non, uniquement en se fiant à son format corporel.

L'alimentation intuitive repose sur dix principes qui permettent:

- d'explorer nos besoins physiques et psychologiques;
- de découvrir et de comprendre les blocages qui nous empêchent d'être à l'écoute de ces besoins;
- de cultiver la bienveillance et le respect envers notre corps.

On cherche donc à honorer notre corps plutôt qu'à partir en guerre contre lui.

Les dix principes de base[44]

• PRINCIPE N° 1: REJETER LA CULTURE DES RÉGIMES

La culture des régimes est omniprésente dans notre quotidien. Nous sommes sans cesse bombardé.e.s d'images et de messages qui nous présentent un seul type de format corporel acceptable ET qui prétendent qu'à défaut de correspondre à cet idéal, nous

44. TRIBOLE, Evelyn, et RESCH, Elyse. *Intuitive eating: A revolutionary anti-diet approach, op. cit.*

devrions tout essayer pour y arriver. La culture des régimes nous fait miroiter de faux espoirs et laisse sous-entendre qu'on peut modifier notre corps, qu'il suffit d'avoir la volonté de le faire. Et, lorsque nous échouons, cette même culture nous fait ressentir de la honte et de la culpabilité. Pour se détacher de cette culture, il faut:

1. apprendre à la reconnaître;
2. prendre conscience des conséquences qu'elle entraîne;
3. identifier nos pensées et nos comportements restrictifs;
4. modifier nos comportements et nos pensées.

C'est exactement l'objectif de ce livre!

• PRINCIPE N° 2: HONORER SA FAIM

Je dis souvent à la blague à mes client.e.s: « Vous n'êtes pas une plante!» L'humain ne peut pas vivre d'eau et de soleil! Manger est un besoin de base. Peu importe notre format corporel. À force de faire des régimes, nous venons à voir la faim comme une ennemie à combattre et à déjouer. Cependant, un corps qui a trop faim est un corps qui va envoyer des messages très forts pour vous amener à le nourrir. C'est l'instinct de survie qui s'enclenche. Apprendre à manger lorsque le corps réclame de la nourriture (et non pas lorsqu'il est affamé) permet de prévenir les éventuelles pertes de contrôle. Cela permet également d'explorer de manière consciente la sensation de faim et, éventuellement, de satiété, pour rebâtir la relation de confiance avec notre corps.

• PRINCIPE N° 3 : FAIRE LA PAIX AVEC LES ALIMENTS

Pour cesser le combat avec les aliments, il faut se donner la permission inconditionnelle de tous les manger. Je sais, cette affirmation semble complètement irréaliste pour quiconque a déjà fait des régimes. Ces derniers entretiennent l'idée que certains aliments sont mauvais et qu'il faut les éviter à tout prix. Toutefois, l'interdit est attirant et il est impossible de se priver des aliments qu'on aime indéfiniment. La restriction entraîne de la frustration, de l'obsession et, éventuellement, des débordements, puis de la culpabilité.

• PRINCIPE N° 4 : FAIRE TAIRE LA « POLICE DE LA BOUFFE »

Intimement liée au principe n° 3, la police de la bouffe (que j'aime appeler le Tyran) représente toutes les pensées qui nous habitent lorsque vient le temps de choisir ce que nous allons manger ou boire. Notre Tyran, c'est la petite voix énervante dans notre tête qui commente chacune de nos décisions.

« C'est bien, tu as choisi une salade, ce midi. »

« Attention, tu as déjà mangé deux tranches de pain, cet avant-midi. »

« Hiiii, l'avocat, c'est bon, mais c'est très gras ! »

« Bon, tu as mangé une chocolatine, tu vas devoir sauter le prochain repas ou aller t'entraîner pour compenser. »

Faire taire cette voix est une étape essentielle pour arriver à s'offrir la permission inconditionnelle de manger.

• PRINCIPE N° 5 : DÉCOUVRIR LA SATISFACTION

Quand les régimes ont dominé toute notre vie, il n'est pas surprenant que la notion de satisfaction ait été reléguée au second plan. À force de suivre des plans et des règles, nous venons à manger des aliments par obligation ou par dépit, oubliant d'honorer nos envies. Pourtant, la satisfaction et le plaisir éprouvés en mangeant sont propres à l'être humain ! Quelle chance incroyable nous avons !

Réapprivoiser le plaisir de manger est essentiel pour écouter sa satiété. Si vous avez envie de manger des croustilles, mais que vous mangez une pomme et des galettes de riz dans l'espoir que ça passe, l'envie des croustilles sera toujours là et elle vous obsédera jusqu'à ce que vous finissiez par flancher, même si vous n'avez plus faim. Prendre le temps de déguster un aliment désiré, dans un environnement agréable, en prenant conscience du plaisir et de l'expérience sensorielle, voilà ce qui s'appelle profiter de la nourriture.

Fait à noter : les principes de la pleine conscience sont souvent utilisés en alimentation intuitive pour atteindre cet objectif.

• PRINCIPE N° 6 : RESSENTIR LA SATIÉTÉ

Une fois les signaux de faim mieux respectés, on peut commencer à s'attarder aux sensations qui accompagnent la satiété : une plénitude agréable, un regain d'énergie, un état de satisfaction global. Prendre le temps d'observer l'évolution des sensations corporelles et du goût des aliments au fur et à mesure que la faim disparaît nous permet de mieux comprendre quand nous avons suffisamment mangé.

• PRINCIPE Nº 7 : FAIRE FACE À SES ÉMOTIONS AVEC BIENVEILLANCE

L'expression « manger ses émotions » est souvent utilisée pour décrire des moments où nous mangeons soit pour calmer ou masquer une émotion, soit pour s'en distraire. Ça fonctionne dans une certaine mesure : manger aide bel et bien à moduler nos émotions, mais c'est souvent une solution temporaire. Apprendre à reconnaître ce qui nous pousse à manger sans ressentir la faim, puis trouver des stratégies efficaces à long terme pour réguler nos émotions avec bienveillance sont des étapes importantes dans le processus de guérison.

• PRINCIPE Nº 8 : RESPECTER SON CORPS

Le travail sur l'acceptation de notre image corporelle est important dans une démarche d'alimentation intuitive. C'est souvent l'insatisfaction corporelle qui mène aux régimes et à une relation troublée avec les aliments. Bref, la relation au corps influence la relation aux aliments de même que les comportements alimentaires. Quand on a une image corporelle négative, on a l'impression que la seule manière d'aller mieux est de modifier notre corps. Pourtant, tout est une question de *perception*. Il est possible de porter un regard positif ou neutre sur celui-ci, peu importe son apparence. La culture des régimes nous a appris qu'un seul format corporel était beau et acceptable, et c'est pourquoi on perçoit notre corps négativement s'il ne cadre pas avec les standards de beauté actuels.

• PRINCIPE Nº 9 : BOUGER ET RESSENTIR LES BIENFAITS DU MOUVEMENT

Notre rapport à l'activité physique est souvent affecté négativement par notre historique de régimes et de tentatives de perte de poids. Qui ici n'a pas déjà fait de l'exercice dans l'objectif de brûler des kcals et de modifier son corps? Ce faisant, on oublie d'avoir du plaisir, de faire preuve d'indulgence et de respecter notre corps au nom d'une série de règles et d'obligations... Résultat: on s'oblige à faire de l'activité qui ne correspond pas vraiment à nos besoins et à nos envies. On se punit à coups de séances d'exercice et on nourrit un *pattern* de «tout ou rien». Apprendre à bouger par envie, pour le plaisir et en respectant nos limites nous permet de renouer harmonieusement avec le mouvement.

• PRINCIPE N° 10 : HONORER SA SANTÉ GRÂCE À L'ALIMENTATION BIENVEILLANTE

Ce dernier principe nous invite à considérer notre santé et notre équilibre personnel dans nos choix alimentaires. En d'autres mots: honorer nos goûts et nos envies, mais pas au détriment de notre bien-être. Lorsque la paix avec les aliments est bien installée, on voit naturellement apparaître un désir de manger une grande variété d'entre eux. Nos choix restent flexibles et motivés par des facteurs internes (comme nos valeurs, par exemple), sans que nous tombions dans les règles, la rigidité et la culpabilité. Par exemple, on peut adopter de nouvelles habitudes alimentaires pour des raisons économiques ou écologiques, sans que cela soit lié à un désir de perdre du poids.

Ce principe nous permet de porter un regard critique sur les modes alimentaires (le végétarisme, l'alimentation locale, l'agriculture biologique, le sans gluten, etc.) qui peuvent ou non découler de la culture des régimes.

Dans ce livre, j'ai volontairement décidé de me concentrer sur le premier principe de l'alimentation intuitive : rejeter la culture des régimes. Pourquoi ? Parce que je sais qu'avoir l'impression que la nourriture contrôle notre vie est souffrant.

Remettre en question des croyances et des pensées qui nous ont été inculquées depuis notre tendre enfance est difficile et confrontant. Mais c'est le premier pas vers la guérison. Choisir de tourner le dos à la culture des régimes permettra ensuite de travailler en profondeur les autres principes de l'alimentation intuitive et de soigner complètement notre relation au corps et aux aliments.

Petite mise au point

Malheureusement, la popularité grandissante de l'alimentation intuitive amène aussi des interprétations erronées de ses principes. Pour rejoindre de nouveaux adeptes, certains régimes modifient leur message et s'approprient le vocabulaire de l'alimentation intuitive pour projeter une image plus acceptable. Mais l'objectif promis est encore et toujours la perte de poids…

Il est donc important de clarifier **ce que l'alimentation intuitive n'est PAS**.

- CE N'EST PAS UNE NOUVELLE SÉRIE DE RÈGLES À METTRE EN PLACE : L'ALIMENTATION INTUITIVE N'EST PAS RIGIDE.

Elle vise à flexibiliser notre façon de nous nourrir et s'adapte à nos besoins, qui ne sont pas statiques. Il y a autant de manières d'appliquer l'alimentation intuitive que de personnes. Mon alimentation ne sera pas la même que celle d'un.e autre. Trouver notre équilibre personnel, voilà ce qui importe ! Il peut être tentant pour quelqu'un qui a l'habitude de suivre des règles de transposer cette rigidité à l'application des principes de l'alimentation intuitive. Ce serait une erreur puisque ce faisant, on risque de voir apparaître les effets de la restriction cognitive, une préoccupation excessive face aux aliments, de la culpabilité si on ne suit pas les principes à la lettre, et une tendance à osciller entre des périodes de contrôle et de perte de contrôle.

- **CE N'EST PAS UNE NOUVELLE MÉTHODE AMAIGRISSANTE.**

Son objectif est de soigner notre relation aux aliments pour nous libérer du combat et apprendre à écouter notre corps et ses besoins. Entreprendre une démarche comme celle-ci dans le but de perdre du poids risque de faire ressurgir nos règles sur les signaux de faim et de satiété, ce qui équivaut à « changer le mal de place ». Un objectif de perte de poids est souvent incompatible avec une démarche visant à faire la paix avec son corps, puisqu'il est la cause même de la relation conflictuelle.

Attention, cela ne signifie pas que nous ignorons les inconforts et la détresse vécus par les personnes qui désirent perdre du poids, au contraire. Mais à l'inverse des régimes, où le succès de la démarche se base sur la perte de poids, l'objectif en alimentation intuitive est de se sentir mieux dans son corps et dans sa tête, un résultat qui n'est jamais obtenu à long terme avec les régimes. Lors d'une démarche en alimentation intuitive, nous tentons d'avoir une approche NEUTRE et INCLUSIVE par rapport au poids. Ce dernier cesse d'être l'unique indicateur de succès, de santé et de mieux-être.

- **CE N'EST PAS UNE APPROCHE « MIRACLE », « EXPRESS » OU LIMITÉE DANS LE TEMPS.**

Il faut se donner le temps d'apprendre et d'apprivoiser l'alimentation intuitive avant de changer. Si cela fait dix, vingt, trente ou quarante ans que vous endossez la culture des régimes, que vous vous battez contre votre corps en ignorant les signes qu'il vous envoie, en l'affamant et en le traitant avec peu de respect, il est possible que la réconciliation prenne un certain temps. C'est normal.

Je compare souvent la démarche à une relation où la confiance aurait été trahie. Si nous décidons de poursuivre cette relation, cela prendra un certain temps pour rebâtir le lien de confiance. Les deux partis devront y mettre du leur et se rassurer l'un l'autre. Les régimes vous apprennent à ne pas avoir confiance en vous et en votre corps. Parfois même depuis l'enfance. Il faut donc se donner le temps de reconstruire cette relation. Je peux cependant vous promettre qu'un soulagement se fait vite sentir lorsqu'on entreprend ces changements. Aller à la découverte de soi, de ses besoins, de ses pensées, c'est s'offrir le cadeau de la sérénité et de l'apaisement pour les années à venir.

Quels sont les bénéfices?

De plus en plus d'études se penchent sur les effets positifs de l'alimentation intuitive sur la santé physique et mentale. On voit entre autres que cette approche est associée :

- à une stabilisation du poids et à un arrêt de l'effet « yoyo » ;
- à une diminution de la tension artérielle ;
- à une diminution de l'idéalisation de la minceur et des préoccupations liées au poids ;
- à une augmentation de la variété alimentaire et à un effet positif ou neutre sur la qualité nutritionnelle ;
- à une augmentation de l'appréciation de son corps ;
- à une meilleure conscience de ses sensations corporelles ;
- à une plus grande estime de soi ;

- à une augmentation du sentiment de bien-être et à une meilleure santé mentale (diminution des symptômes dépressifs) ;
- à une amélioration du bilan lipidique ;
- à une diminution des relations troublées avec les aliments ;
- à une amélioration des comportements alimentaires ;
- à un meilleur contrôle glycémique.

Contrairement aux régimes, ces résultats :

- sont indépendants du poids, c'est-à-dire qu'on remarque une amélioration de différents paramètres liés à la santé, même si le poids ne diminue pas ;
- semblent perdurer à long terme.

De plus, l'alimentation intuitive est compatible avec la gestion de plusieurs maladies, mais nécessite parfois des recommandations et une attention particulière. Ce livre ne remplace pas un suivi avec un.e professionnel.le de la santé. N'hésitez pas à consulter si vous avez besoin de plus de soutien. Les diététistes-nutritionnistes spécialisé.e.s en alimentation intuitive et en troubles alimentaires sont outillé.e.s pour vous aider.

En somme, faire de la place dans notre tête et dans notre cœur pour autre chose que des enjeux liés au contenu de notre assiette et à notre image corporelle n'a pas de prix. Chaque jour, je parle à des gens qui n'en peuvent plus de se poser autant de questions face à leurs choix alimentaires, qui ne savent plus où donner de la tête, qui s'empêchent de vivre pleinement parce que cette relation malsaine avec les aliments est trop envahissante.

Peu importe votre poids ou votre âge, apprendre à manger de manière plus intuitive peut vous aider à vous sentir mieux et à être en meilleure santé globale. Et se sentir mieux, n'est-ce pas ce que tout le monde cherche, au final ?

La santé va bien au-delà du contenu de notre assiette et de notre poids !

VOS OBJECTIFS ANTI-RÉGIMES

Après toutes ces réflexions, il est temps de coucher par écrit vos objectifs des prochains mois.

Il est parfois difficile de ne pas être teinté.e par la culture des régimes. Après tout, on peut avoir passé cinq, dix, quinze ou vingt ans à vouloir perdre un certain nombre de kilos ou entrer dans une taille de vêtement précise... Et souvent, derrière ces objectifs se cache celui, tout simple, de se sentir mieux.

Ensemble, nous avons :

- défini la culture des régimes et appris à la démasquer ;
- compris ce qu'est la grossophobie et exploré huit gestes concrets pour la combattre ;
- déterminé quel type de mangeur vous êtes ;
- exploré le lien entre le poids et la santé ;
- conscientisé les conséquences des régimes dans votre vie ;
- amorcé le grand ménage pour tourner le dos aux régimes ;
- commencé à poser des gestes pour améliorer votre image corporelle ;
- adressé vos peurs, vos craintes et l'ambivalence qui peuvent vous freiner dans votre démarche ;

- visité des approches non centrées sur le poids.

Je vous invite à relire vos réponses aux différents exercices et à cibler des objectifs précis sur lesquels vous aimeriez vous attarder.

Questions

Qu'est-ce qui pourra réellement vous aider à:

- Vous sentir bien?
- Cesser de ressentir de la culpabilité envers les aliments?
- Accepter des invitations au restaurant sans vivre d'anxiété?
- Ne plus passer des heures à planifier les repas?
- Traiter votre corps avec plus de respect?
- Laisser aller les comportements de vérification corporelle?

Notez tout ce qui vous passe par la tête, sans censure ni jugement!

Ensuite, choisissez les objectifs qui vous semblent les plus réalistes et atteignables. Écartez de la liste tous ceux en lien avec la perte de poids. Je sais que ces objectifs peuvent encore être présents, mais choisissez volontairement de les mettre de côté et concentrez-vous sur les autres.

Classez par ordre de priorité les trois objectifs qui sont les plus importants pour vous. Essayez, autant que possible, de les formuler afin qu'ils soient SMART.

S spécifique et simple

M mesurable

A atteignable

R réaliste

T temporel

Il est possible qu'un objectif soit composé de plusieurs petits objectifs. En voici un exemple :

> **Objectif n° 1**
>
> J'aimerais me sentir mieux dans mon corps et être moins obsédé.e par mon poids. Pour y arriver, je vais :
>
> 1. me peser une fois par mois plutôt que tous les jours ;
> 2. mettre de côté, d'ici les deux prochaines semaines, mes vêtements qui ne sont plus confortables ;
> 3. suivre un cours de peinture une fois par semaine pour me changer les idées. J'ai toujours eu du talent en dessin et j'aimerais parfaire mes techniques ;
> 4. etc.

Il est parfois difficile d'évaluer nos progrès dans une démarche comme celle-ci, surtout si nous avons l'habitude de mesurer notre succès avec un chiffre sur le pèse-personne. En revisitant vos réponses aux exercices, depuis le début du livre, vous pourrez évaluer quels sont vos objectifs et mesurer le chemin parcouru.

Et contrairement à un régime, chaque geste vous aidera à vous sentir mieux, sans culpabilité!

Conclusion

Je rêve grand.

Je rêve d'une société dans laquelle la culture des régimes n'aurait plus sa place. Un monde dans lequel le format corporel aurait peu d'importance et ne déterminerait plus la manière dont nous percevons les autres, mais surtout la façon dont nous nous percevons nous-mêmes. Un monde où chacun serait libre de manger ce qui lui plaît, quand ça lui plaît, sans aucune arrière-pensée et, surtout, sans culpabilité.

Ça ne se fera pas en claquant des doigts, j'en suis consciente, mais j'ai espoir que les choses changent si nous sommes suffisamment nombreux à remettre en question le *statu quo*, à dénoncer cette culture malsaine et à choisir de ne plus y adhérer.

Ensemble, au gré des pages de ce livre, nous avons appris à la démasquer et à l'empêcher de nous berner avec ses fausses promesses. Nous avons pris conscience de ses effets sur notre santé et notre qualité de vie, ainsi que des comportements et des croyances qui en résultent. Nous avons amorcé le grand ménage qui nous permettra de changer notre perception de notre corps pour enfin lui offrir tout le respect qu'il mérite et apprendre à lui faire confiance.

Tourner le dos à la culture des régimes est une étape charnière dans un parcours vers la sérénité alimentaire. C'est une étape qui peut être difficile, mais tellement libératrice.

Prenez votre temps.

Mettre la quête de la perte de poids en arrière-plan n'est pas une mince affaire. Toutefois, c'est un passage obligé vers la guérison.

J'espère donc que ce livre vous permettra de vous délivrer de la culpabilité et de la honte. Qu'il aura servi à rectifier certaines de vos croyances et à mettre en lumière les dommages causés par la culture des régimes. Qu'il vous permettra d'amorcer tranquillement le processus de paix avec votre corps et votre assiette.

Pour la plupart d'entre vous, tourner le dos à la culture des régimes sera suffisant pour atteindre la paix alimentaire. Pour d'autres, il y aura peut-être encore du travail à faire, surtout si les compulsions et les comportements alimentaires néfastes perdurent. Mon prochain livre *Zéro culpabilité : mettre fin aux pertes de contrôle alimentaire* vous permettra d'aller au bout de cette démarche.

Je souhaite de tout cœur que vous reteniez ceci : c'est possible d'aller mieux et de se libérer de l'obsession pour faire de la place, dans nos vies, à ce qui nourrit notre esprit et nous permet de nous épanouir.

N'hésitez pas à partager avec moi vos commentaires à propos de votre lecture ou à me contacter si vous avez besoin de soutien dans votre démarche.

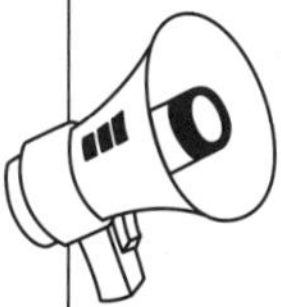

Site Web: rainvillenutrition.com

Facebook: Rainville Nutrition

Groupe Facebook: Zéro culpabilité alimentaire

Remerciements

Écrire un livre, c'est de vraies montagnes russes d'émotions. Heureusement, je suis bien entourée et plusieurs personnes ont contribué, de près ou de loin, à la création de ce livre.

Merci à Luc, mon amoureux et complice, qui m'encourage toujours à suivre mon cœur et mes rêves et ne doute jamais de moi. Merci d'avoir tenu le fort pendant mes retraites d'écriture au chalet. Sans ton soutien et ta confiance en moi, tout ça n'aurait pas été possible. Tu es ma force tranquille, mon partenaire, mon amoureux. Je t'aime.

Mes cocos d'amour, Charlotte et Marius, qui m'inspirent chaque jour et me ramènent à l'essentiel. C'est pour vous que je me bats. Je vous souhaite de grandir dans le respect et l'amour de votre corps, loin du combat que trop de personnes vivent au quotidien. Cultivez votre gourmandise et le plaisir de manger. Chérissez votre capacité innée à respecter votre corps et tenez-vous loin de la culpabilité.

Merci à ma mère, Paulette, qui m'a appris à prendre ma place et à exprimer mes opinions. Qui m'a montré que j'avais le droit de ne pas être en accord avec le *statu quo* et que je pouvais le dire haut et fort. Je souligne aussi l'aide de mon père, Claude, qui a pris le temps de réviser ce livre. Voir la fierté dans tes yeux et ton amour inconditionnel m'a toujours donné des ailes. Merci.

Merci à ma sœur, Dominique, ma complice entrepreneure et mon amie. Tu m'inspires à me dépasser et à persévérer.

Merci à mes beaux-parents, Jeannine et Denis. Votre douceur et votre présence me sont précieuses. Vous m'acceptez comme je suis, avec mes zones de lumière et d'ombre sans jamais me juger.

Merci à Rachel Mathieu, diététiste-nutritionniste, mon bras droit pendant une trop courte période. Ton regard et tes commentaires sont toujours pertinents et ont grandement contribué à bonifier ce livre. Nos chemins professionnels se recroiseront un jour, j'en suis certaine.

Merci à Juliette Casgrain, diététiste-nutritionniste et doctorante en psychologie pour la révision des passages sur les troubles alimentaires et la dépendance au sucre.

Merci à mon éditrice, Chloé Poitras, d'avoir sauté à pieds joints dans mon projet, de m'avoir accompagnée, épaulée et soutenue tout au long de ma rédaction. Sans toi, et tes précieux conseils, ce livre n'aurait jamais vu le jour. C'est un vrai travail d'équipe que nous avons réalisé !

Merci à mes ami.e.s de partager mon amour de la bonne bouffe et des repas festifs. Avec vous, j'évolue dans un environnement sécuritaire, jamais teinté de culpabilité ou de restrictions.

Merci à mes client.e.s. Sans vous, tout cela n'aurait pas de sens. Merci pour votre confiance. Je suis toujours honorée et émue de vous voir cheminer vers la sérénité alimentaire.

Je remercie du fond du cœur toutes les personnes qui ont si généreusement offert leurs témoignages pour le livre. Vos mots et vos histoires m'ont permis d'illustrer la souffrance causée par la culture des régimes.

Un merci tout spécial à Catherine Ethier, autrice, d'avoir accepté avec enthousiasme de rédiger ma préface. Tu m'as fait rire aux éclats (comme toujours). Tu m'as touchée. Reste « casse-pieds » 😉, ma chère. Ça te va très bien… et ça nous fait du bien.

Finalement, merci à tous ceux et celles qui joignent leur voix à la mienne pour dénoncer la stigmatisation liée au poids et la culture des régimes. On se bat contre une grosse machine, mais j'ai confiance qu'ensemble on changera le monde. Une bouchée à la fois.

Pour pousser la réflexion plus loin…

LIVRES

Au-delà de la grossophobie : redéfinir son bien-être et habiter son corps, par Julia Lévy-Ndejuru et Marilou Morin-Laferrière.

Corps rebelle : réflexions sur la grossophobie, par Gabrielle Lisa Collard.

De l'insatisfaction à l'acceptation corporelle : développer une relation plus positive avec son corps, par Marie-Michèle Ricard.

Faire (enfin) la paix avec mon corps : le guide pour apprendre à s'aimer avec ou sans bourrelets, par Charlotte Gamache.

Grandir sans grossophobie : favoriser une image corporelle saine chez nos enfants, par Edith Bernier.

Grosse, et puis ? Connaître et combattre la grossophobie, par Edith Bernier.

La vie en gros : regard sur la société et le poids, par Mickaël Bergeron.

Pour que mon corps soit: 50 activités pour développer une relation plus positive avec son corps, par Marie-Michèle Ricard.

BALADOS

À plat ventre avec Loounie, avec Caroline Huard (Radio-Canada Ohdio)

Au-delà du miroir: réflexions sur l'image corporelle, avec Sarah Normandin et Andrée-Ann Dufour https://equilibre.ca/grand-public/balado

Bien avec mon corps, avec D^re^ Stéphanie Léonard https://bienavecmoncorps.podbean.com

Food Psych Podcast, avec Christy Harrison (en anglais) http://christyharrison.com/all-episodes

Le maudit poids, avec Sarah Normandin http://www.sarahnormandinnutritionniste.com/single-project

Maintenance Phase, avec Aubrey Gordon et Michael Hobbes (en anglais) https://www.maintenancephase.com

On s'appelle et on déjeune, avec Catherine Lefebvre et Bernard Lavallée (Radio-Canada Ohdio)

ORGANISMES

ANEB Québec – Anorexie et boulimie Québec
https://anebquebec.com

Arrimage Estrie
https://arrimageestrie.com

Collectif Vital
https://collectifvital.ca/fr

ÉquiLibre
https://equilibre.ca

TQSA – Table québécoise sur la saine alimentation
https://tqsa.ca/home

INSTAGRAM

Julie Artacho @coeurdartacho

Jessica Prudencio @jessicaprdnc

Nadia Tranchemontagne @latranchemontagne

Sonia Tremblay @_sonia_tremblay

Bibliographie

ARBOUR, Geneviève, et PETITPAS, Judith. *Lundi, je ne me mets plus au régime !*, Montréal, Éditions La Semaine, 2018, 126 p.

ASSOCIATION POUR LA SANTÉ PUBLIQUE DU QUÉBEC. https://aspq.org/ (Consulté le 9 août 2023.)

ASSOCIATION POUR LA SANTÉ PUBLIQUE DU QUÉBEC. *Apparences trompeuses*, https://apparencestrompeuses.ca/wp-content/uploads/2022/05/Feuillet-decryptage.pdf (Consulté le 9 août 2023.)

AYYAD, C., et ANDERSEN, T. « Long-term efficacy of dietary treatment of obesity : A systematic review of studies published between 1931 and 1999 », *Obesity reviews*, vol. 1, nº 2, 2020, p. 113-119.

BACON, Linda, *et al.* « Size acceptance and intuitive eating improve health for obese, female chronic dieters », *Journal of the American Dietetic Association*, vol. 105, nº 6, 2005, p. 929-936.

BACON, Linda, et APHRAMOR, Lucy. « Weight science : Evaluating the evidence for a paradigm shift », *Nutrition Journal*, vol. 10, 2011, p. 1-13.

BAKER, David, et KERAMIDAS, Natacha. « The psychology of hunger », *Monitor on Psychology*, vol. 44, nº 9, 2013, p. 66.

BASYE, Danielle. *Dieting myths debunked*, Center for Change, n.d. [https://centerforchange.com/dieting-myths-debunked/] (Consulté le 9 août 2023.)

BERNIER, Edith. *Grosse, et puis ? Connaître et combattre la grossophobie*, Montréal, Éditions du Trécarré, 2020, 248 p.

BLUNDELL, John E., et GILLETT, Angela. « Control of food intake in the obese », *Obesity Research*, vol. 9, suppl. 4, 2001, 263S–270S.

BOUCHARD, Claude. « Genetics of obesity : What we have learned over decades of research », *Obesity*, vol. 29, nº 5, 2021, p. 802-820.

CASAZZA, Krista, *et al.* « Myths, presumptions, and facts about obesity », *The New England Journal of Medicine*, vol. 368, nº 5, 2013, p. 446-454.

CENTRE CANADIEN POUR LA DIVERSITÉ ET L'INCLUSION. *Éclaircir cinq mythes de la culture du régime*, [En ligne], 2023. [https://ccdi.ca/blogue/%C3%A9claircir-cinq-mythes-de-la-culture-du-r%C3%A9gime/] (Consulté le 9 août 2023.)

COSTA, Marcela Larissa, *et al.* « Cognitive restraint, emotional eating and uncontrolled eating : Exploring factors associated with the cycle of behaviors during the COVID-19 pandemic », *Food Quality and Preference*, vol. 100, 2022, p. 1-7.

COTTER, Elisabeth W., et KELLY, Nichole R. « Binge Eating Scale (BES) », dans WADE, Tracey. (dir.), *Encyclopedia of Feeding and Eating Disorders*, Springer, Singapore, 2017.

CROCQ, Marc-Antoine, et GUELFI, Julien D. *DSM-5 manuel diagnostique et statistique des troubles mentaux*, Elsevier Masson, 2015, p. 429-462.

DALLEY, Simon E., *et al.* « Female body dissatisfaction after exposure to overweight and thin media images : The role of body mass index and neuroticism », *Personality and Individual Differences*, vol. 47, n° 1, 2009, p. 47-51.

DONAHOO, William T., *et al.* « Variability in energy expenditure and its components », *Current Opinion in Clinical Nutrition and Metabolic Care*, vol. 7, n° 6, 2004, p. 599-605.

DOUCET, Eric, *et al.* « Appetite after weight loss by energy restriction and a low-fat diet-exercise follow-up », *International Journal of Obesity and Related Metabolic Disorders*, vol. 24, n° 7, 2000, p. 906-914. https://doi.org/10.1038/sj.ijo.0801251

DULLOO, Abdul G., *et al.* « How dieting makes some fatter : From a perspective of human body composition autoregulation », *The Proceedings of the Nutrition Society*, vol. 71, n° 3, 2012, p. 379-389.

ÉQUILIBRE. « L'approche d'ÉquiLibre », dans *Notre approche*, [En ligne], n.d. [https://equilibre.ca/notre-approche/lapproche-de-quilibre/] (Consulté le 2 février 2023.)

FAIRBURN, Christopher G. *Cognitive behavior therapy and eating disorders*, New York, Guilford Press, 2008, 324 p.

FAW, Meara, *et al.* « Corumination, diet culture, intuitive eating, and body dissatisfaction among young adult women« , *Personal Relationships*, vol. 28, n° 4, 2020, p. 406-426.

FILDES, Alison, *et al.* « Probability of an obese person attaining normal body weight : Cohort study using electronic health records », *American Journal of Public Health*, vol. 105, n° 9, 2015, e54-e59.

FLEGAL, Katherine M., *et al.* « Flawed methods and inappropriate conclusions for health policy on overweight and obesity : the Global BMI Mortality Collaboration meta-analysis », *Journal of Cachexia, Sarcopenia and Muscle*, vol. 10, n° 1, 2019, p. 9-13.

FLEGAL, Katherine M. « The obesity wars and the education of a researcher : A personal account », *Progress in Cardiovascular Diseases*, vol. 67, 2021, p. 75-79.

FOTHERGILL, Erin, *et al.* « Persistent metabolic adaptation 6 years after "The Biggest Loser" competition », *Obesity*, vol. 24, nº 8, 2016, p. 1612-1619.

GAGNON, Eloi, *et al.* « Genetic control of body weight by the human brain proteome », *iScience*, vol. 26, nº 4, 2023, p. 1-13.

GARNER, David M., *et al.* « The eating attitudes test : Psychometric features and clinical correlates », *Psychological Medicine*, vol. 12, nº 4, 1982, p. 871-878.

GIBBS, W. Wayts. « Obesity : An overblown epidemic ? », *Scientific American*, vol. 292, nº 6, 2005, p. 70-77.

GÖDDE, Johanna U., *et al.* « Intuitive eating and its association with psychosocial health in adults : A cross-sectional study in a representative Canadian sample », *Appetite*, vol. 168, 2022.

GOODRICK, Ken G., et FOREYT, John P. « Why treatments for obesity don't last », *Journal of the American Dietetic Association*, vol. 91, nº 10, 1991, p. 1243-1247.

GORMALLY, Jim, *et al.* « The assessment of binge eating severity among obese persons », *Addictive Behaviors*, vol. 7, nº 1, 1982, p. 47-55.

GOUVERNEMENT DU CANADA. *Promotion de la santé mentale positive*, [En ligne], 12 août 2022. [https://www.canada.ca/fr/sante-publique/services/promotion-sante-mentale-positive.html] (Consulté le 9 août 2023.)

GOUVERNEMENT DU QUÉBEC. *Image corporelle*, [En ligne], mis à jour le 28 juin 2023. [https://www.quebec.ca/famille-et-soutien-aux-personnes/enfance/developpement-des-enfants/consequences-stereotypes-developpement/image-corporelle] (Consulté le 30 juin 2023.)

GOUVERNEMENT DU QUÉBEC. *Favoriser des relations interpersonnelles harmonieuses et des rapports égalitaires*, [En ligne], 12 décembre 2016. [https://www.jeunes.gouv.qc.ca/strategie/

habitudes-vie/relations-harmonieuses.asp#contenuAxes] (Consulté le 9 août 2023.)

GRAVEL, Karine. *De la culture des diètes à l'alimentation intuitive. Réflexions pour manger en paix et apprécier ses cuisses*, Montréal, KO Éditions, 2021, 236 p.

GRIDER, Hannah S., *et al.* « The influence of mindful eating and/ or intuitive eating approaches on dietary intake : A systematic review », *Journal of the Academy of Nutrition and Dietetics*, vol. 121, nº 4, 2021, p. 709-727.

GROSSOPHOBIE. (s.d.). Dans *Le Robert*, 2019.

GROSSOPHOBIE. (s.d.). Dans *Collectif Vital.* https://collectifvital.ca/files/P2-Enjeux_poids/Trousse/1_Messages %20grand%20public.pdf (Consulté le 9 août 2023.)

GRUE, Lars, et HEIBERG, Arvid. « Notes on the history of normality – Reflections on the work of Quetelet and Galton », *Scandinavian Journal of Disability Research*, vol. 8, nº 4, 2006, p. 232-246.

HARRISON, Christy. *Anti-diet: Reclaim your time, money, well-being, and happiness through intuitive eating.* Hachette UK, 2019, 336 p.

HENSLEY-HACKETT, Katie, *et al.* « Intuitive eating intervention and diet quality in adults : A systematic literature review », *Journal of Nutrition Education and Behavior*, vol. 54, nº 12, 2022, p. 1099-1115.

HILL, Andrew J. « Does dieting make you fat ? », *The British Journal of Nutrition*, vol. 92, suppl. 1, 2004, S15-S18.

INSTITUT DE LA STATISTIQUE DU QUÉBEC. *Enquête québécoise sur la santé de la population, 2014-2015*, [En ligne], 05 octobre 2016. [https://statistique.quebec.ca/fr/document/enquete-quebecoise-sur-la-sante-de-la-population-2014-2015] (Consulté le 9 août 2023.)

INSTITUT NATIONAL DE SANTÉ PUBLIQUE DU QUÉBEC. *Habitudes de vie et prévention des maladies chroniques,* [En ligne], 9 décembre 2022. [https://www.inspq.qc.ca/habitudes-de-vie-et-prevention-des-maladies-chroniques (Consulté le 9 août 2023.)

IPSOS REID pour le compte des Producteurs laitiers du Canada. *Managing a healthy weight: Canadian women speak out,* [En ligne], 2008. https://www.quebec.ca/famille-et-soutien-aux-personnes/enfance/developpement-des-enfants/consequences-stereotypes-developpement/image-corporelle#c112382 (Consulté le 30 mars 2023.)

IRVING LESTER, Janis, et MANN, Leon. *Decision making: A psychological analysis of conflict, choice and commitment,* New York, The Free Press, 1977, 488 p.

JANAS-KOZIK, Małgorzata, et al. « Ortoreksja—nowe rozpoznanie ? » [Orthorexia--a new diagnosis ?], *Psychiatria polska,* vol. 46, nº 3, 2012, p. 441-450.

KEIRNS, Natalie G., et HAWKINS, Misty A. W. « The relationship between intuitive eating and body image is moderated by measured body mass index », *Eating Behaviors,* vol. 33, 2019, p. 91-96.

KEYS, Ancel, *et al. The biology of human starvation,* vol. 1-2, Minneapolis, University of Minnesota Press, 796 p.

KEYS, Ancel. « Experimental human starvation ; general and metabolic results of a loss of one fourth the body weight in six months », *Federation proceedings,* vol. 5, 1 Pt 2, 1946.

KRASCHNEWSKI, Jennifer L., *et al.* « Long-term weight loss maintenance in the United States », *International Journal of Obesity,* vol. 34, nº 11, 2010, p. 1644-1654.

LE PHARMACHIEN. *Les arguments santé qui n'avaient pas d'allure en 2017,* [En ligne],15 décembre 2017. [https://lepharmachien.com/arguments-2017/] (Consulté le 9 août 2023.)

MANN, Tracy, *et al.* « Medicare's search for effective obesity treatments : Diets are not the answer », *The American Psychologist*, vol. 62, nº 3, 2007, p. 220-233.

MARKUS, C. Rob, *et al.* « Eating dependence and weight gain ; no human evidence for a "sugar-addiction" model of overweight », *Appetite*, vol. 114, 2017, p. 64-72.

MCPHERSON, Ruth. « Genetic contributors to obesity », *The Canadian Journal of Cardiology*, vol. 23, suppl. A, 2007, 23A-27A.

MONTANI, Jean-Pierre, *et al.* « Weight cycling during growth and beyond as a risk factor for later cardiovascular diseases : The "repeated overshoot" theory », *International Journal of Obesity*, vol. 30, suppl. 4, 2006, S58-S66.

MONTANI, Jean-Pierre, *et al.* « Dieting and weight cycling as risk factors for cardiometabolic diseases : Who is really at risk ? », *Obesity Reviews*, vol. 16, suppl. 1, 2015, p. 7-18.

NATIONAL EATING DISORDERS COLLABORATION. *Body image*, [En ligne], n.d. [https://nedc.com.au/eating-disorders/eating-disorders-explained/body-image/] (Consulté le 20 juin 2023.)

NEUMARK-SZTAINER, Dianne, *et al.* « Obesity, disordered eating, and eating disorders in a longitudinal study of adolescents : How do dieters fare 5 years later ? », *Journal of the American Dietetic Association*, vol. 106, nº 4, 2006, p. 559-568.

NEUMARK-SZTAINER, Dianne, *et al.* « Why does dieting predict weight gain in adolescents ? Findings from project EAT-II : A 5-year longitudinal study », *Journal of the American Dietetic Association*, vol. 107, nº 3, 2007, p. 448-455.

O'HARA, Lily, et TAYLOR, Jane. « What's wrong with the "war on obesity ?" A narrative review of the weight-centered health paradigm and development of the 3C framework to build critical competency for a paradigm shift », *Sage Open*, vol. 8, nº 2, 2018, p. 1-28.

PAULIN, Audrey, *et al.* « Sex-specific impact of body weight on atherosclerotic cardiovascular disease incidence in individuals with and without ideal cardiovascular health », *Journal of the American Heart Association*, vol. 12, nº 13, 2023.

PENZENSTADLER, Louise, *et al.* « Systematic review of food addiction as measured with the Yale Food Addiction Scale : Implications for the food addiction construct », *Current Neuropharmacology*, vol. 17, nº 6, 2019, p. 526-538.

PIETILÄINEN, Kirsi H., *et al.* « Does dieting make you fat ? A twin study », *International Journal of Obesity*, vol. 36, nº 3, 2012, p. 456-464.

POLIVY, Janet, et HERMAN, Peter C. « The effects of resolving to diet on restrained and unrestrained eaters : The "false hope syndrome" », *The International Journal of Eating Disorders*, vol. 26, nº 4, 1999, p. 434-447.

PUHL, Rebecca M., *et al.* »Confronting and coping with weight stigma : An investigation of overweight and obese adults«, *Obesity*, vol. 14, nº 10, 2006, p. 1802-1815.

PUHL, Rebecca M., *et al.* « Internalizing weight stigma : Prevalence and sociodemographic considerations in US adults », *Obesity*, vol. 26, nº 1, 2018, p. 167-175.

ROSS, Robert, *et al.* « Changing the endpoints for determining effective obesity management », *Progress in Cardiovascular Diseases*, vol. 57, nº 4, 2015, p. 330-336.

ROTHBLUM, Esther. « Slim chance for permanent weight loss », *Archives of Scientific Psychology*, vol. 6, nº 1, 2018, p. 63-69.

RUDDOCK, Helen K., et HARDMAN, Charlotte A. « Food addiction beliefs amongst the lay public : What are the consequences for eating behaviour ? », *Current Addiction Reports*, vol. 4, nº 2, 2017, p. 110-115.

RUNGE, Marschall. *Weighing the facts : The tough truth about weight loss*, [En ligne], Michigan Medicine, 2017. [https://healthblog.

uofmhealth.org/health-management/weighing-facts-tough-truth-about-weight-loss] (Consulté le 12 avril 2023.)

SANTOS, Inês, *et al.* « Prevalence of personal weight control attempts in adults: A systematic review and meta-analysis », *Obesity Reviews*, vol. 18, nº 1, 2017, p. 32-50.

SARLIO-LÄHTEENKORVA, Sirpa, RISSANEN, Aila, et KAPRIO, Jaakko. « A descriptive study of weight loss maintenance : 6 and 15 year follow-up of initially overweight adults », *International Journal of Obesity and Related Metabolic Disorders*, vol. 24, nº 1, 2000, p. 116-125.

STATISTIQUE CANADA. *Enquête sur la santé dans les collectivités canadiennes - Composante annuelle (ESCC)*, [En ligne], 25 avril 2023. [https://www23.statcan.gc.ca/imdb/p2SV_f.pl?Function=-getSurvey&SDDS=3226&lang=en&db=imdb&adm=8&dis=2] (Consulté le 9 août 2023.)

STICE, Eric, *et al.* « Caloric deprivation increases responsivity of attention and reward brain regions to intake, anticipated intake, and images of palatable foods », *NeuroImage*, vol. 67, 2003, p. 322-330.

STONER, Lee, et CORNWALL, Jon. « Did the American Medical Association make the correct decision classifying obesity as a disease ? », *The Australasian Medical Journal*, vol. 7, nº 11, 2014, p. 462-464.

STROHACKER, Kelly, *et al.* « Consequences of weight cycling : An increase in disease risk ? » *International Journal of Exercise Science*, vol. 2, nº 3, 2009, p. 191-201.

STRYCHAR, Irene, *et al.* « Anthropometric, metabolic, psychosocial, and dietary characteristics of overweight/obese postmenopausal women with a history of weight cycling : a MONET (Montreal Ottawa New Emerging Team) study », *Journal of the American Dietetic Association*, vol. 109, nº 4, 2009, p. 718-724.

TABLE QUÉBÉCOISE POUR LA SAINE ALIMENTATION. *Grossophobie et image corporelle : s'outiller pour mieux intervenir.*

[En ligne], 16 février 2023. [https://tqsa.ca/article/grossophobie-et-image-corporelle-s-outiller-pour-mieux-intervenir] (Consulté le 30 mars 2023.)

TOBIAS, Deirdre K., et HU, Frank B. « Does being overweight really reduce mortality ? », *Obesity*, vol. 21, n° 9, 2013, p. 1746–1749.

TRIBOLE, Evelyn, et RESCH, Elyse. *Intuitive eating: A revolutionary program that works*, 3e édition, New York, St. Martin's Publishing Group, 2012, 344 p.

TRIBOLE, Evelyn, et RESCH, Elyse. *Intuitive eating: A revolutionary anti-diet approach*, 4e édition, New York, St. Martin's Publishing Group, 2020, 392 p.

TRIBOLE, Evelyn, et RESCH, Elyse. *The intuitive eating workbook: Ten principles for nourishing a healthy relationship with food*, Oakland, New Harbinger Publications, 2017, 244 p.

TUCKER, T. *The great starvation experiment: Ancel and the men who starved for science*, Minneapolis, MN: University of Minnesota Press, 2007.

TYLKA, Tracy L. « Development and psychometric evaluation of a measure of intuitive eating », *Journal of Counseling Psychology*, vol. 53, n° 2, 2006, p. 226-240.

TYLKA, Tracy L., et KROON VAN DIEST, Ashley M. « The Intuitive Eating Scale-2: Item refinement and psychometric evaluation with college women and men », *Journal of Counseling Psychology*, vol. 60, n° 1, 2013, p. 137-153.

TYLKA, Tracey L., et WOOD-BARCALOW, Nichole L. « What is and what is not positive body image ? Conceptual foundations and construct definition », *Body Image*, vol. 14, 2015, p. 118-129.

VOGEL, Lauren. « Fat shaming is making people sicker and heavier », *Canadian Medical Association Journal*, vol. 191, n° 23, 2019, E649.

WESTWATER, Margaret L., *et al.* « Sugar addiction : The state of the science », *European Journal of Nutrition*, vol. 55, suppl. 2, 2016, p. 55-69.

WHARTON, Sean, *et al.* « L'obésité chez l'adulte : ligne directrice de pratique clinique », *Canadian Medical Association Journal*, vol. 192, nº 49, 2020, E1757-E1775.

WING, Rena R., et PHELAN, Suzanne. « Long-term weight loss maintenance », *The American Journal of Clinical Nutrition*, vol. 82, suppl. 1, 2005, p. 222S-225S.

YAZDANI, Negar PhD Candidate, *et al.* « Relationship between body image and psychological well-being in patients with morbid obesity », *International Journal of Community-Based Nursing and Midwifery*, vol. 6, nº 2, 2018, p. 175-184.

YOUR LOGICAL FALLACY IS. https://yourlogicalfallacyis.com/system/App/Settings/a3posters/000/000/017/original/FR_LogicalFallaciesInfographic_A3.pdf (Consulté le 4 février 2023.)

À PARAÎTRE

zéro culpabilité

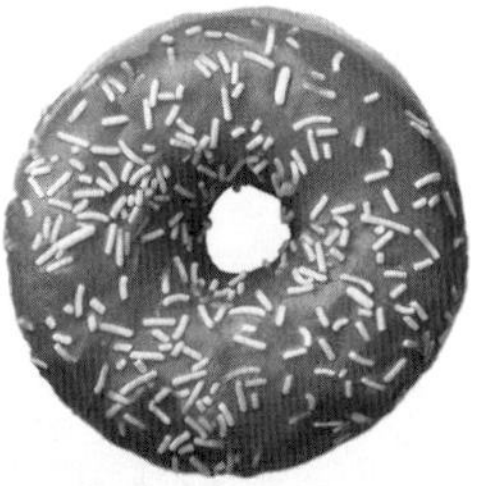

Mettre fin aux pertes de contrôle alimentaires

Achevé d'imprimer
sur les presses de
Imprimerie H.L.N.
Imprimé au Canada - Printed in Canada